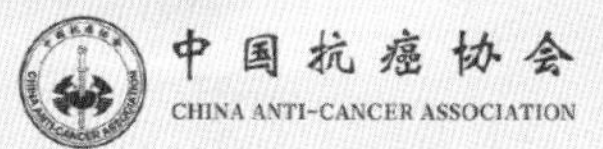

鼻咽癌

中国肿瘤整合诊治指南（CACA）

CACA GUIDELINES FOR HOLISTIC INTEGRATIVE MANAGEMENT OF CANCER

2022

丛书主编 ◎ 樊代明

主　　编 ◎ 郎锦义　胡超苏　马　骏

天津出版传媒集团

天津科学技术出版社

图书在版编目(CIP)数据

中国肿瘤整合诊治指南. 鼻咽癌. 2022 / 樊代明丛书主编 ; 郎锦义, 胡超苏, 马骏主编. -- 天津 : 天津科学技术出版社, 2022.5
ISBN 978-7-5576-9986-4

Ⅰ. ①中… Ⅱ. ①樊… ②郎… ③胡… ④马… Ⅲ. ①鼻咽癌—诊疗—指南 Ⅳ. ①R73-62

中国版本图书馆CIP数据核字(2022)第064836号

中国肿瘤整合诊治指南. 鼻咽癌. 2022
ZHONGGUO ZHONGLIU ZHENGHE ZHENZHI ZHINAN. BIYANAI.2022

策划编辑: 方 艳
责任编辑: 张建锋
责任印制: 兰 毅
出 版: 天津出版传媒集团
天津科学技术出版社
地 址: 天津市西康路35号
邮 编: 300051
电 话: (022)23332390
网 址: www.tjkjcbs.com.cn
发 行: 新华书店经销
印 刷: 天津中图印刷科技有限公司

开本 787×1092 1/32 印张 3.625 字数 63 000
2022年5月第1版第1次印刷
定价: 38.00元

丛书主编

樊代明

主　编

郎锦义　胡超苏　马　骏

副主编

卢泰祥　易俊林　朱晓东　林少俊　陈晓钟

冯　梅

编　委（姓氏笔画排序）

王卫东　王孝深　王佩国　王若峥　王　颖

兰　美　申良方　刘士新　刘秋芳　曲　颂

阴　骏　何　侠　吴湘玮　吴　慧　李金高

陈明远　陈梅华　陈韵彬　林　冰　金　风

胡国清　胡德胜　夏云飞　徐　鹏　秦继勇

高　劲　高　黎　黄叶才　路　顺　翟利民

目录

第一章 流行病学 ……001
第二章 发病因素 ……002
第三章 早期筛查 ……003
第四章 诊断 ……005
第一节 临床表现及体征 ……005
第二节 实验室及影像学检查 ……006
1 常规检测 ……006
2 肿瘤相关血液学检测 ……007
3 影像检查 ……007
第三节 病理检查及免疫组化 ……009
第五章 多学科与整合诊治（MDT to HIM） ……011
第一节 评估主体 ……011
1 分期评估 ……011
2 营养代谢状态评估 ……013
3 疼痛评估 ……014
4 病理评估 ……015
5 血栓栓塞评估 ……017
第二节 诊断与鉴别 ……018
1 定性诊断 ……018

2 分期诊断 ……018
3 鉴别诊断 ……018
第三节 预后相关因素 ……021
1 预后相关的临床因素 ……021
2 预后相关的生物因素 ……021
第四节 治疗 ……022
1 放射治疗原则及技术 ……022
2 化疗原则及方案 ……033
3 分子靶向及免疫靶向治疗 ……042
4 手术治疗原则 ……045
5 营养治疗及其他支持治疗 ……048
6 并发症预防和处理 ……052
第六章 治疗后的随访及复查 ……077
第一节 总体目标 ……077
第二节 严密随访 ……078
1 时间安排 ……078
2 随访内容 ……078
3 常见问题处理 ……079
4 积极预防 ……081
第七章 特殊类型鼻咽癌 ……082
第八章 NPC诊疗展望……084
1 精准分期、精确画像 ……086
2 靶区设计和勾画 ……086
3 复发NPC处理 ……087
4 联合治疗模式的选择 ……088
参考文献 ……091

第一章

流行病学

鼻咽癌（nasopharyngeal carcinoma，NPC）是一种鼻咽部黏膜上皮的恶性肿瘤，多发生于鼻咽顶壁及侧壁，尤其是咽隐窝，是具我国特征的常见恶性肿瘤之一。其以华南地区发病率最高，北方发病率较低，呈现人群易感现象，有明显的地区聚集性、种族易感性、家族高发倾向和发病率相对稳定的特点。目前认为，NPC的发生主要与EB病毒感染、遗传和环境等因素相关。同时，不健康的生活方式，如大量吸烟、食用腌制食品、空气污染等也可诱发该病的发生。NPC非流行地区，发病率随年龄增长而增加，呈双峰分布：首峰以青少年和青壮年居多，次峰以>65岁居多；NPC流行地区，30岁后发病率增加，40-59岁达高峰，随后下降。男女发病率比2.75∶1。亚洲NPC似乎有疾病特异性的生存优势，与性别、诊断年龄、分级、TNM分期和治疗无关；不同NPC组织学亚型相关死亡风险有显著差异；年龄对生存影响显著，15-45岁组5年生存率72%，65-74岁组仅36%；通常女性预后优于男性。

第二章

发病因素

EB病毒感染：通过分子杂交以及PCR发现，NPC活检组织中存在EB病毒的DNA、mRNA或其表达产物。EB病毒主要通过感染人类的口腔上皮细胞和B细胞，整合到宿主细胞DNA中，阻止受染细胞凋亡，并激活其生长，引起NPC。

个体因素：NPC可发生在任何年龄，但40~50岁最常见，其中男性多于女性。

环境因素：NPC高发地区食物和水的镍含量较高，动物实验证实镍可诱发NPC。

饮食因素：咸鱼、腊味等腌制食物是NPC的高危因素，这些食品在腌制过程中均会产生2A类致癌物亚硝酸盐，从而诱发NPC。大鼠诱癌实验发现亚硝胺类化合物可诱发NPC。

遗传因素：NPC有明显的种族和家族聚集性，发病率高的家族。迁居海外的后裔仍保持较高发病率。

第三章

早期筛查

早期NPC症状隐匿且不典型，极难发现，确诊时大多已是局部中晚期。NPC流行地区，间隔4周至少检测2次血EBV DNA的BamHI-W区域，同时联合内镜和MRI，筛查敏感性和特异性分别为97.1%和98.6%。每检测593人可发现1个病例，因此推荐在流行地区发现早期无症状NPC，仅限于高风险人群（如40~62岁男性）。虽然缺少筛查人群的总生存（Overall survival，OS）数据，但与匹配的历史队列相比，3年无进展生存（Progression free survival，PFS）显著改善。目前需注意以下问题。首先，在筛查手段方面，高发区NPC的初筛目前常基于EBV DNA和EBV抗体VCA-IgA、EA-IgA、EBNA1-IgA检测，但EB病毒在人群中感染非常普遍，约90%以上成人血清EBV抗体阳性，假阳性结果难以避免，易造成医疗资源浪费。而大部分早期患者外周血EBV DNA检测又为阴性，单一手段敏感性较低，无法有效筛出早期患者。此外，各地在检测机器、试剂、方法等缺乏统一标准，导致数据差异甚至不准确。电子鼻咽镜和鼻咽部MRI是NPC高危人群需行的两项重要检查，但尚难发现早期病变，且对操作人员及阅片者能力要求较高。由于医生对早期NPC的影像学，包括鼻咽镜及MRI图像判断能力参差不齐，可能导致部分早期NPC漏诊。其次，普通光学电子鼻咽内镜可能较难发现鼻咽黏膜上皮的癌前 病变或早期肿瘤，也易导致漏诊。

要点小结：NPC治疗前基本诊断手段是鼻咽镜活检和影像学检查，可用于定性和分期诊断。鼻咽镜下活检组织病理学是NPC确诊和治疗的依据；完善的全身检查和准确的临床分期可为判断预后、制定个体化整合治疗方案提供必要依据。

第四章

诊断

第一节 临床表现及体征

NPC最好发部位是咽隐窝，侧壁常见，其次是鼻咽顶壁。早期阶段，NPC可无任何症状或症状隐匿且不典型，难以发现，确诊时大多已是局部中晚期。随病情进展，可出现耳鸣、听力下降、鼻塞、涕中带血、头痛、面麻、复视等系列症状，以及颈部肿块和颅神经麻痹等相关症状及体征。

鼻部症状：早期可有间断回吸性血涕，肿瘤增大阻塞后鼻孔可致鼻塞，且先为单侧阻塞，继之双侧。

耳部症状：位于咽隐窝的NPC，早期可压迫或阻塞咽鼓管咽口，引起耳鸣、耳闷及听力下降等。

颅神经症状：局部晚期患者确诊时可伴头痛或颅神经损害症状，如面麻、复视、视力下降、嗅觉下降或消失、神经性耳聋、眼睑下垂、眼球固定、吞咽活动不便、伸舌偏斜、声嘶等。

颈部淋巴结肿大：约70%NPC确诊时有颈淋巴结

转移。以颈淋巴结肿大为首发症状就诊者约40%，多为无痛性肿块。随疾病进展，颈淋巴结可进行性增大，变硬，活动度差，先为单侧，继之双侧，合并感染可有局部红肿热痛。严重者可压迫颈部血管导致患侧头颈部疼痛，突发性晕厥，甚至死亡。

皮肌炎：少部分NPC可合并皮肌炎，以颜面部、前胸、后背、四肢皮肤更常见。通常无需特殊处理，随肿瘤受控，皮肌炎会随之好转。皮肌炎是严重的结缔组织疾病，其与恶性肿瘤的关系尚未明确，皮肌炎患者恶性肿瘤发生率至少比正常人高5倍。故对皮肌炎，须行仔细全身检查，以发现隐匿肿瘤。

远处转移症状：NPC尸检半数以上有远处转移，常见部位为骨、肺、肝，脑转移少见。转移病灶可致转移部位组织破坏或压迫而出现相应症状，如骨痛、咳嗽、腹痛等。出现耳闷、耳堵、听力下降、涕中带血、鼻塞、复视、头痛等症状，或扪及颈部无痛性肿块，应及时就诊。

第二节　实验室及影像学检查

1　常规检测

血常规、尿常规、大便常规、肝功能、肾功能、电解质、血糖、凝血功能和传染病筛查（乙肝、丙肝、梅毒、艾滋等），是了解患者一般状况、制定整合治疗方案所必需的检测。

2 肿瘤相关血液学检测

部分NPC伴有EB病毒DNA拷贝数增高，以及血清EB病毒抗体VCA-IgA和EA-IgA效价增高，与预后有一定相关性，可作为一种辅助诊断方法，目前主要用于：①普查，如血清EB病毒抗体效价高，应做鼻咽镜，有助于早期发现NPC；②对原因不明颈转移患者可找到隐匿在鼻咽的原发灶；③可用作NPC放疗前后的随诊，动态观察疗效辅助手段。

3 影像检查

3.1 MRI

MRI对软组织分辨率比CT高，可更清晰确定肿瘤部位、范围及其邻近结构的侵犯，尤其对脑组织、咽旁组织、肌肉组织的显像效果好。有条件患者均应行MRI增强检查，以更好确定分期、治疗方案以及放疗靶区的范围。后者应包括鼻咽及颈部。应用T1WI、T2WI和Gd-DTPA增强后T1WI序列进行横断位、矢状位和冠状位扫描重建，对NPC黏膜下浸润，及对咽颅底筋膜，腭帆张提肌，咽旁间隙，颅底骨质和颅内的侵犯了解更清。鼻咽肿瘤T1WI信号较肌肉低，T2WI

信号偏高，Gd-DTPA增强后有明显强化。肿瘤侵犯骨髓腔T1WI信号明显减低。

3.2 CT或X光

对不能做MRI者可行鼻咽颈部CT检查。对了解NPC的病灶范围及对周围结构的侵犯比临床检查更具优势，尤其对咽旁、颅底和颅内侵犯。增强扫描对颈动脉鞘区，海绵窦的肿瘤侵犯和颈淋巴结转移的诊断更有帮助。检查部位应包括颅底、鼻咽和颈部。

建议年龄>50岁或长期抽烟者常规行胸部CT平扫而非胸部X片，以明确有否肺内转移或纵隔淋巴结转移。

3.3 B超

腹部B超可明确有否腹部转移。颈部B超有助于颈淋巴结性质判定，根据结内有无血流、高血流或低血流及其分布部位，来判定是否属转移性淋巴结。

3.4 ECT

全身骨ECT，常用于排除有无骨转移，其灵敏度较高，在骨转移症状出现前3个月或X光片检出骨质破坏前3-6个月内即有异常放射性浓聚。但骨外伤或炎症可出现假阳性。

3.5 PET/CT

对中晚期NPC，尤其颈部淋巴结或锁骨上淋巴结肿大者，直接行PET/CT以明确转移。

第三节　病理检查及免疫组化

NPC好发鼻咽顶前壁及咽隐窝，鼻咽镜可见病变处小结节状或肉芽肿样隆起，表面粗糙不平，易出血，病灶活检可确诊。当鼻咽、颈部都有肿物时，取材部位应首选鼻咽。只有多次活检病理阴性或鼻咽镜未见原发灶时才考虑颈部淋巴结活检。且应尽量取单个的、估计能完整切除的为好，尽量不在一个大的转移淋巴结上反复穿刺活检或切取活检，有研究认为这样会增加远处转移概率，最高可达20%，对预后有显著影响。NPC以鳞癌最常见，占95%以上，病理分为角化性、非角化性以及基底细胞样癌三类，以非角化性未分化型癌为主，其次是非角化性分化型癌和角化性癌。偶见鼻咽腺癌、类癌、腺样囊性癌等。角化癌在非流行地区更常见，非角化癌占NPC大多数，与EBV感染有关。

EBV表达。IARC认为有充分证据表明EBV对人类具有致癌性，可通过ISH检测NPC组织中EBV编码RNAs鉴定EBV。高级别异型增生和NPC细胞中发现有迟发EBV，但在正常上皮细胞或低级别异型增生中无，同时还发现EBV在鼻咽侵袭前病变中的克隆模式，为迟发感染的EBV RNA特征。EBV感染细胞表达多种迟发蛋白，包括EB核抗原和迟发膜蛋白。目前认为这些病毒蛋白免疫原性低，部分解释了NPC逃避免疫识别的方式。EBV基因组变异在NPC发展中的作用尚未阐明，全基因组测序显示NPC活检中EBV的许多基因组区域具有高度可变性。EBV几乎是非角化NPC的必要因素，在角化NPC中的作用不显著。

HPV表达。NPC流行区，非角化未分化癌中p16阳性和HPV表达（RNA探针检测13种高风险和5种低风险HPV类型）高达8%，较EBV表达者预后更好。NPC非流行区，HPV数据有限，在角化癌阳性率更高，与预后关系不清。HPV是否参与癌变和疾病进展尚待证实。

第五章

多学科与整合诊治（MDT to HIM）

第一节　评估主体

NPC需要多学科整合诊治（MDT to HIM）的讨论评估，其组成包括放疗科、头颈外科、肿瘤内科、诊断科室（病理科、影像科、超声科、核医学科等）、内镜中心、护理部、心理学专家、营养支持及社会工作者（临终关怀）等。

1　分期评估

NPC分期推荐AJCC和UICC联合制定的第8版分期（表5-1）。2017年7月1日，中国NPC临床分期工作委员会在福建南平召开了中国NPC分期修订工作会议，国内各位专家基于循证医学进行充分讨论和沟通，并达成共识，一致认为采纳在中国NPC2008分期和UICC/AJCC分期第7版各自优势基础上做了更新的UICC/AJCC分期第8版较为合理，中国2008分期的修订应参照UICC/AJCC第8版分期标准，以制定国际统一的分期标准。因此，推荐新的中国NPC分期2017版与UICC/AJCC分期第8版保持一致。

表5-1 AJCC/UICC NPCTNM分期（第八版）

原发肿瘤（T）	
Tx	原发肿瘤无法评估
T0	无原发肿瘤的证据，但有EBV阳性的颈淋巴结转移
Tis	原位癌
T1	肿瘤局限于鼻咽，可侵及口咽、鼻腔，无咽旁间隙侵犯
T2	有咽旁间隙侵犯，和/或邻近软组织侵犯（翼内肌、翼外肌、椎前肌肉）
T3	侵犯颅底骨质、颈椎、翼状结构，和/或鼻旁窦
T4	侵犯颅内、颅神经、下咽、眼眶、腮腺、和/或翼外肌以外的软组织
区域淋巴结（N）	
Nx	区域淋巴结无法评估
N0	区域淋巴结无转移
N1	单侧颈部淋巴结转移，和/或咽后淋巴结转移（无论单双侧），最大径≤6cm，转移淋巴结位于环状软骨下缘以上
N2	双侧颈部淋巴结转移，最大径≤6cm，转移淋巴结位于环状软骨下缘以上
N3	单侧或双侧颈部淋巴结转移最大径>6cm，和/或转移淋巴结位于环状软骨下缘以下
远处转移（M）	
M0	无远处转移
M1	有远处转移

表 5-2 NPC 临床分期（cTNM）

NPC 临床分期（cTNM）			
0 期	Tis	N0	M0
Ⅰ期	T1	N0	M0
Ⅱ期	T0~1	N1	M0
	T2	N0~1	M0
Ⅲ期	T0~2	N2	M0
	T3	N0~2	M0
ⅣA 期	T4	N0~2	M0
	任何 T	N3	M0
ⅣB 期	任何 T	任何 N	M1

2 营养代谢状态评估

2.1 营养管理

合理的营养膳食，可提高对放化疗的耐受能力，加快患者治疗后康复。患者入院后，营养师应对患者及家属宣教，让其充分认识营养对康复的重要性，根据患者的营养状况，制定适宜的饮食方案。

2.2 肠内营养

患者胃肠功能好，但因解剖或原发病因素不能经口补充者，管饲肠内营养应为首选。短期可经鼻胃管，长期则需经皮内镜下胃造口术（percutaneous endoscopic gastrostomy，PEG）或空肠造瘘术进行。留置胃管鼻饲法适于短期营养患者，长期置放会引起鼻腔、食管及胃黏膜糜烂，并易引发吸入性肺炎。PEG

对需长期肠内营养的患者可避免上述并发症。PEG可用价廉、自行制备的匀浆膳，既可减轻经济负担，又可维持和改善患者的营养状况及生活质量。但PEG为有创性且对生活和形象可能有影响，而不易被接受。

2.3 肠外营养

在肿瘤治疗开始及过程中，应尽早行肠内营养。但当患者进食困难且不能满足日常需要时可适当给予肠外营养。对有胃肠功能障碍者，应行肠外营养或肠外+肠内联合治疗。

3 疼痛评估

主诉是疼痛评估的金标准，镇痛治疗前必须评估疼痛强度。临床常用的疼痛评估方法有：

3.1 数字评价量表（numerical ratings cale，NRS）

表5-3 数字评价量表

数字评价量表	
0分	无痛
1–3分	轻度疼痛（疼痛尚不影响睡眠）
4–6分	中度疼痛
7–9分	重度疼痛（不能入睡或睡眠中痛醒）
10分	剧痛

应询问患者疼痛程度，作出标记，或让其圈出一

个最能代表疼痛程度的数字。

3.2 语言评价量表（verbaldescriptionscales，VDS）

表 5-4 语言评价量表

语言评价量表	
0 级	无疼痛
Ⅰ级（轻度）	有疼痛但可忍受，生活正常，睡眠无干扰
Ⅱ级（中度）	疼痛明显，不能忍受，要求服用镇静药物，睡眠受干扰
Ⅲ级（重度）	疼痛剧烈，不能忍受，需用镇痛药物，睡眠受严重干扰，可伴自主神经紊乱或被动体位

首选数字疼痛分级法，内容包括疼痛病因、特点、性质、加重或缓解因素、疼痛对日常生活的影响、镇痛治疗疗效和副作用等，要明确有是否肿瘤急症所致的疼痛，以便即行相应治疗。

4 病理评估

目前广泛采用的 NPC 病理分型为 WHO 病理分型（2005 年版）：

表 5-5 NPCWHO 病理分型

NPCWHO 病理分型	
Ⅰ型	角化性鳞状细胞癌
Ⅱ型	分化型非角化性癌
	未分化型非角化性癌

流行病学资料显示高发区（中国华南地区和东南亚国家）98%NPC的病理类型为Ⅱ型，只有2%为Ⅰ型。Ⅰ型和Ⅱ型NPC的5年生存状态差异显著，而分化性与未分化性癌差异不明显。

国内研究：基于上述现象，由邵建永主导完成的NPC病理新分型多中心队列研究能将不同预后转归的患者显著区别开来。该研究项目主要分为3个队列：训练组【病例主要来源于中山大学肿瘤防治中心（1995-2005年）】，回顾性验证组（病例来源主要是除广州外全国其他的NPC高发区，包括广西、湖南、福建、安徽、香港和台湾地区等，以及新加坡），前瞻性验证组【病例主要来源于中山大学肿瘤防治中心（2007-2011年）】。根据NPC主要细胞形态学表现，将NPC分为4种病理类型，分别为上皮型癌、上皮-肉瘤混合型癌、肉瘤型癌和鳞状细胞癌。上皮型癌：小圆形，卵圆形或呈铺路样排列的肿瘤细胞，低核胞浆比或染色质丰富的细胞，大圆形细胞之间界限不清，核仁居中，大而圆囊泡样核并核仁显著占据肿瘤细胞75%以上；上皮-肉瘤混合型癌：同时具有上皮型癌和肉瘤型癌的特点。肉瘤型癌：不规则小细胞、大而染色质浓染的细胞、一致性中等大小的梭形细胞并核仁不显著，或者是浓染的细胞核，并有嗜酸性细胞浆的肿瘤细胞。鳞状细胞癌：明显细胞间桥和角化珠的高分化角化性鳞癌，以及低分化或中等分化鳞癌，有散在分布少量基底样细胞。各病理亚型5年生存率分别为上皮型癌78.9%，上皮—肉瘤混合型癌68.3%，肉瘤型癌59%，鳞状细胞癌41.1%。此种病理分型的优点是：分型界限清晰，各型有明确的细胞学特点，易于被临床病理医生所掌握。更为重要的是，此类分型能预测NPC患者5年生存预后：预后由好变差依次为上皮型癌，混合型癌，肉瘤型癌和鳞状细胞癌。

5 血栓栓塞评估

入院患者都应进行静脉血栓栓塞症（Venous thromboembolism，VTE）风险评估，特别是VTE高风险科室的住院患者。评估方案建议采用Padua评分量表（见表5-6），可根据各中心特点及不同临床情况进行调整。

表5-6 Padua评分量表

内科住院患者静脉血栓栓塞症风险评估表（Padua评分表）	
危险因素	评分
活动性恶性肿瘤，患者先前有局部或远端转移和（或）6个月内接受过化疗和放疗	3
既往静脉血栓栓塞症	3
制动，患者身体原因或遵医嘱需卧床休息至少3天	3
已有血栓形成倾向，抗凝血酶缺陷症，蛋白C或S缺乏，LeidenV因子、凝血酶原G20210A突变、抗磷脂抗体综合征	3
近期（≤1个月）创伤或外科手术	2
年龄≥70岁	1

续表

心脏和（或）呼吸衰竭	1
急性心肌梗死和（或）缺血性脑卒中	1
急性感染和（或）风湿性疾病	1
肥胖（体质指数≥30kg/m²）	1
正在进行激素治疗	1

注：低危=0~3分；高危≥4分

第二节　诊断与鉴别

1　定性诊断

用电子鼻咽镜并活检行病理检查以明确肿瘤性质、分型及分化程度。

2　分期诊断

参见分期评估部分。

3　鉴别诊断

3.1　鼻咽血管纤维瘤

又称鼻咽纤维血管瘤，是鼻咽部各种良性肿瘤中较常见者，瘤中含有丰富血管，容易出血。与NPC主要鉴别点为病变部位，以及多次鼻出血史。

3.2　淋巴结炎

是一种非特异性炎症。淋巴结炎的致病菌可来源于口咽部炎症、皮下化脓性感染灶。相比于NPC，淋巴结炎多表现为双侧多个淋巴结肿大，但长时间淋巴结肿大并无明显的病理学变化。且炎症消退后，淋巴结可缩小。

3.3 恶性淋巴瘤

是一组起源于淋巴造血系统的恶性肿瘤的总称，以青壮年多见。淋巴瘤侵犯范围广泛，常侵及鼻腔及口咽。常见双侧颈部或全身淋巴结普遍肿大，质地有弹性，呈橡胶球感。如在肿块的表面看到黏膜线，则需要注意淋巴瘤的可能，可作为与NPC的鉴别点。

3.4 鼻咽部结核

患者多有肺结核病史，除鼻阻、涕血外，还有低热，盗汗、消瘦等症，检查见鼻部溃疡、水肿、颜色较淡。分泌物涂片可见抗酸杆菌，且伴有颈淋巴结结核。淋巴结肿大、粘连、无压痛。颈淋巴结穿刺可找到结核杆菌。结核菌素试验（PPD试验）强阳性。另X线胸片常提示肺部活动性结核灶。

3.5 其他良性增生性病变

鼻咽顶壁、顶后壁或顶侧壁可见单个或多个结节，隆起如小丘状，大小0.5~1cm，表面黏膜表面光滑、呈淡红色。多在鼻咽黏膜或腺样体的基础上发生，亦可由黏膜上皮鳞状化后发生，角化上皮潴留而形成表皮样囊肿改变，部分是黏膜腺体分泌旺盛而形成的潴留性囊肿。但当结节表面黏膜出现粗糙、糜烂、溃疡或渗血，需考虑癌变可能，应予活检明确诊断。

要点小结：NPC的综合评估需多学科整合（MDT to HIM）完成，以建立合理的NPC诊疗流程，有助于实现最佳、个体化整合治疗。综合评估应包括分期、营养状态、疼痛、病理及血栓栓塞等方面。无论哪一种评估都要求全面、动态，综合评估需关注个体差异，以选择最佳治疗方案。

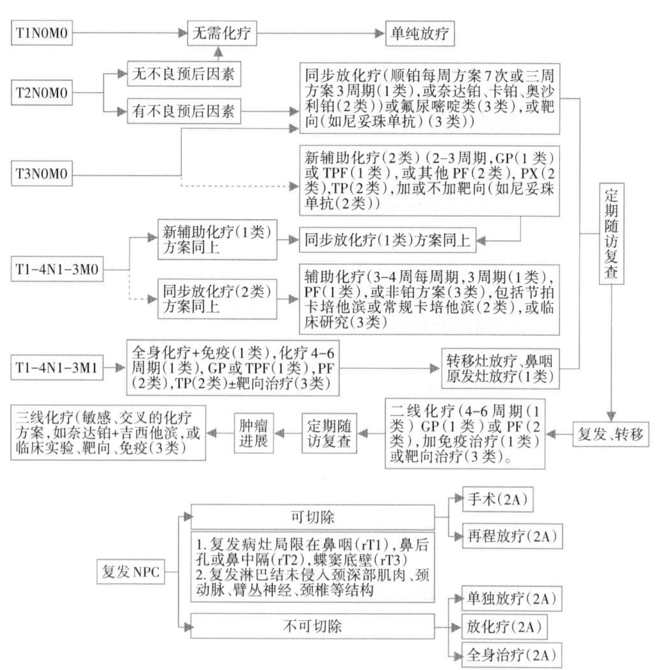

图5-1　NPC诊疗流程图

第三节 预后相关因素

1 预后相关的临床因素

NPC预后的主要因素有临床分期（TNM分期）和原发肿瘤大小，T以及N分期，多项研究指出淋巴结包膜侵犯、治疗前BMI高和HBV感染均为NPC独立的预后不良因素，此外，年龄、病理分级、KPS分和颅底侵犯等对预后亦有显著意义。

2 预后相关的生物因素

NPC预后有关的生物学指标，目前广泛接受的是治疗前血清EBV-DNA水平，及其随治疗的动态变化。此外还有很多具有临床应用前景的生物学指标，如血清血红素水平、放疗前血红蛋白水平、上皮细胞黏附分子、细胞周期依赖性蛋白激酶调节亚基1（cyclin-dependentprotein kinase regulatory subunit1，Cks1）、P27、着丝粒蛋白F（centromere protein-F，CENP-F）、Rho-鸟嘌呤核苷酸交换因子3基因（Rho-guanine nu-cleotide ex-change factor3gene，ARHGEF3）、KLHDC4（kelchdomain containing4，KLHDC4）蛋白和Livin蛋白等也被认为与NPC预后相关。研究还发现多种长链非编码RNA（lncRNA）也可能与NPC预后相关。

第四节　治疗

1　放射治疗原则及技术

1.1　初治鼻咽癌放射治疗原则、剂量及正常器官耐受剂量

1.1.1　初治鼻咽癌放射治疗原则

对Ⅰ期（T1N0M0）NPC，采取单纯根治性放疗即可获得满意疗效。对Ⅱ期（T0~2N0~1M0）NPC，根治性放疗是否加用同期化疗存在较大争议，其中T2N1具有较高远处转移发生率，应联合顺铂为主的同期化疗。对局部晚期（Ⅲ~ⅣA期）NPC，需联合铂类同步化疗。根据分期及个体情况，在同步放化疗基础上进一步增加化疗强度（如联合诱导化疗或辅助化疗）。此外，对无法耐受或不愿接受化疗患者，放疗联合靶向治疗（如西妥昔单抗、尼妥珠单抗、重组人血管内皮抑制素等）及免疫治疗也是选择方案之一。

1.1.2　定位技术规范

（1）放疗体位：NPC治疗体位一般采取自然仰卧位，选择合适角度的头枕（标准头枕、发泡胶等），双臂自然平行置于身体两侧，左右肩高度一致，双腿并拢伸直；采用头颈肩热塑膜固定，覆盖从颅顶到肩关节的范围，固定在体架上。扫描中心通常选择在与

治疗靶区中心接近的部位，标记点尽量选择在平坦部位（避免选择鼻尖、颏下）以确保摆位重复性好。建议扫描层厚3mm；范围从头顶至胸骨切迹下2cm，宽度需包括双侧肩部所有皮肤。无造影剂禁忌者，CT扫描需采用静脉碘造影剂增强。

（2）MRI模拟定位：MRI是NPC靶区勾画的重要影像学参照，有条件者可行带膜MRI模拟定位。并将定位CT与定位MRI图像融合后进行靶区勾画。如无条件者，尽量按照CT模拟定位体位进行MRI扫描，并采用颅底骨性标记融合方式与定位CT进行图像融合。

1.1.3 放疗靶区定义

（1）根治性放疗的靶区勾画。

NPC照射靶区包括鼻咽大体肿瘤、颈转移阳性淋巴结、亚临床区域和颈淋巴结引流区，尽量避免或减少重要器官的照射。靶区勾画以MRI为基础，结合鼻咽喉镜、颈部体格检查，在定位CT图像上进行勾画，必要时可结合PET/CT。鼻咽大体肿瘤靶区（gross tumor volume of nasopharyngeal carcinoma，GTVnx）：临床和影像学检查所见的鼻咽部原发肿瘤区域。颈部大体肿瘤靶区（gross tumor volume of cervical node，GTVnd）：临床检查和（或）影像学所见的肿大淋巴结。临床靶区（clinical target volume，CTV）主要基于NPC的局部侵袭规律和路径，分为高、中和低风险区。CTV1：

包括GTVnx及其周围的亚临床病灶区域（一般在GTVnx外5 mm，紧邻脑干方向，距离可缩小至1mm）。CTV2及CTVnd：包括CTV1及其外缘5 mm范围（紧邻脑干方向，距离可缩小至2mm），并且包括GTVnd以及需要预防性照射的颈淋巴结引流区。如果阳性淋巴结有明显包膜外侵犯，或侵犯周围肌肉者，可根据具体位置增设CTV1。对于双侧均有淋巴结转移者，预防性照射颈淋巴结引流区包括双侧Ⅱ、Ⅲ、Ⅳ、Ⅴa、Ⅴb区；对仅一侧有淋巴结转移者，N+侧预防性照射颈淋巴结引流区包括Ⅱ、Ⅲ、Ⅳ、Ⅴa、Ⅴb区，而阴性侧包括Ⅱ、Ⅲ、Ⅴa区；对于N0的患者，预防性照射颈淋巴结引流区包括双侧Ⅱ、Ⅲ、Ⅴa区。此外，对Ⅰb区，不作为常规照射，如颌下腺有受累、Ⅱa区淋巴结最大径≥2cm、Ⅱa区淋巴结包膜外侵，或口腔、鼻腔前半部分有受侵时需行照射。

（2）诱导化疗后根治性放疗靶区勾画。

诱导化疗在局部晚期NPC治疗中应用越来越普遍，标准的一线诱导化疗方案有效率均在75%左右。诱导化疗后肿瘤体积和范围常会发生较大变化，因此与根治性放疗的靶区勾画略有差异。①GTVnx：凸向鼻咽腔或向咽旁膨胀性生长的软组织肿瘤应据化疗后实际范围勾画，但颅底骨质受侵区域，应按化疗前范围勾画。②GTVnd：按化疗后影像所见区域勾画，但如有包膜外侵肌肉时，应含侵犯肌肉区域。③CTV1和CTV2：原则上同根治性放疗，但CTV1须包括化疗前软组织浸润范围。

1.1.4 剂量以及正常器官耐受剂量

根据鼻咽原发病灶、亚临床病灶、颈淋巴结和颈淋巴引流区不同分别给予不同的处方剂量，一般采用常规分割，处方剂量参照如下。

表5-7 处方剂量参照表

部位	靶区	总剂量	总次数
原发灶	PTV－GTVnx	D_T 68-76Gy	30-33次
	PTV－CTV1	D_T 60-64Gy	30-33次
	PTV－CTV2	D_T 50-54Gy	30-33次
颈淋巴结	PTV－GTVnd	D_T 66-70Gy	30-33次
	PTV－CTV2	D_T 50-54Gy	30-33次

头颈部解剖结构复杂，器官多，需要精准的勾画与剂量限制。NPC放疗中必须勾画的危及器官（organ at risk，OAR）包括脑干、颈髓、视神经、视交叉、晶体、双侧颞叶、垂体、内耳、腮腺、颞颌关节、下颌骨等。可选择的器官包括眼球、口腔、舌、喉、甲状腺、咽缩肌、颌下腺、乳突、臂丛神经等。

限制剂量参考QUANTEC（2012标准），重要的危及器官限量如下表供参考。当肿瘤局部分期晚或肿瘤侵入颅内并已出现颅神经受侵症状时，需要经过多位上级医生讨论后确定靶区并制定OAR剂量。有文献报道，在调强适形放疗（intensity modulated conformal radiotherapy，IMRT）时代为了保证肿瘤侵犯部位靶区的剂量进而提高局部控制率，在知情同意前提下，适当调整OAR限制剂量并未明显增加严重的放疗并发症。

表5-8 放疗限制剂量参考表

部位		剂量
脑干		D_{max}≤54Gy、（或）V_{60}≤1%
颈髓		D_{max}≤45Gy
视神经、视交叉		D_{max}≤54Gy
晶体		D_{max}≤12Gy
颞叶		D_{max}≤60Gy
下颌骨、颞颌关节		D_{max}≤60Gy
腮腺	全腮腺	V_{40}≤50%
	腮腺浅	V_{30}≤50%
内耳		D_{max}≤40Gy

要点小结：

（1）Ⅰ期NPC采用单纯根治性放疗即可获得满意的治疗疗效。

（2）Ⅱ期NPC可行根治性放疗联合顺铂为主的同步化疗，不适宜化疗者，可用单纯放疗。

（3）Ⅲ-ⅣA期NPC推荐在放疗基础上联合系统性治疗；对无法耐受或不愿意接受化疗的患者，可选择放疗联合靶向治疗或免疫治疗。

（4）NPC放疗前需要进行精准的定位CT及MRI扫

描，图像融合后进行靶区勾画。

（5）需要精细勾画靶区和OAR，并尽量避免或减少重要危及器官的照射。

1.2 复发鼻咽癌放射治疗原则、剂量及正常器官耐受剂量

1.2.1 复发鼻咽癌治疗原则

对复发NPC，应该遵循MDT模式，针对不同的复发模式，用放疗、手术、化疗、靶向、免疫治疗等手段，制定个体化整合治疗策略，既提高疗效也保证生存质量。

1.2.2 再程放疗技术

再程放疗的时机和实施需慎重。复发NPC常需先行二线化疗或靶向治疗，局部病灶控制后再行再程放疗，且首选IMRT。再程放疗前，需再行准确分期，并严格限制周围器官剂量。后装与IMRT的早期疗效相似，但晚期并发症如鼻咽坏死、出血等明显增加，再程放疗实施前，患者及家属的知情同意很重要，要充分告知黏膜溃疡、颅底坏死和大出血风险。

分次立体定向放疗（Stereotactic radiotherapy，SRT）和立体定向放射外科（stereotatic radiosurgery，SRS）能满足高剂量集中在靶区内，剂量分布锐利，剂量下降快速，适形性好，有利于正常组织保护。选择性复发NPC的SRT局部控制（Local control，LC）率

在53.8%~92.0%，5年OS率为40%左右。SRT与SRS对比，尽管生存无明显差别，但是分次SRT可获更好LC率。SRT要求肿瘤体积不宜过大，且与重要神经结构有一定距离。因其是高精度治疗方法，对技术要求高，适合有经验的医院开展。

1.2.3 再程放疗靶区勾画

（1）GTV，GTVnx包括影像学及临床检查可见的原发肿瘤，GTVnd为颈转移性淋巴结。

（2）CTV，复发NPC均不考虑淋巴结引流区预防性照射，区域复发仅照射转移淋巴结所在区域；推荐CTV为GTVnx+（5-10）mm及区域复发淋巴引流区域。

（3）PTV，考虑照射时摆位误差、系统误差、器官移动及靶区变化等因素，推荐外扩3~5mm。

1.2.4 剂量以及正常器官耐受剂量

放疗剂量及分割方式：研究发现生物效应剂量（Biological effectiveness dose，BED）（按肿瘤α/β＝10时计算）<60Gy，局部区域控制率（Localregional control，LRC）明显差于BED>60Gy。且剂量递增，严重并发症也明显增加。BED＝60~70Gy与>70Gy比较，LRC率无明显差别。一项Ⅱ期研究对比IMRT低剂量（60Gy/27次）和高剂量（68Gy/34次）治疗复发NPC疗效，发现LRC率无明显差别，低剂量组生存率更高，低剂量组晚期并发症相关死亡降低。小样本回顾性研究发现超分割可减少鼻咽大出血发生，有提高生存的潜力。但目前在复发NPC尚缺乏更明确证据表明超分割方式更优，超分割放疗需要探索。因此，在保证重要OAR耐受剂量前提下，照射总剂量PTV可考虑给予60~64Gy/30~35次或BED_{10}>60Gy，不应追求过高剂量。

目前尚无再程放疗OAR限量的标准。不同组织放射损伤修复存在明显差异，与器官组织类型、之前照射范围大小以及放疗间隔时间有关，在设置再程放疗OAR限量时要考虑上述因素。目前经验已知是再程放疗脑干和脊髓最大耐受剂量为40Gy和30Gy。其他OAR限量要求为最大耐受剂量（TD5/5）减去30%的首次照射剂量。香港业界OAR终生限量最严格，可作为参考，具体剂量限制如下表。

表5-9　香港业界OAR终生限量表

OAR终生放射剂量的绝对限量			
项目	器官剂量限定（Gy）	PRV扩边	PRV剂量限定
脑干	最高剂量70.2	≥1mm	$D_{1\%}$<78Gy
脊髓	最高剂量58.5	≥5mm	D_{1cm^3}≤65%
视神经	最高剂量65	≥1mm	最高剂量78Gy
视交叉	最高剂量65	≥1mm	最高剂量78Gy
颞叶	最高剂量D_{1cm^3}<84.5	/	/
臂丛神经	最高剂量D_{1cm^3}<85.8		

要点小结：

（1）复发NPC，应遵循MDT模式，有计划制定个体化接诊方案。

（2）再程放疗应严限周围重要器官剂量。以常规分割为主，大分割或超分割放疗需进一步研究。

（3）照射总剂量可考虑60~64Gy/30~35次或BED_{10} >60Gy，不应追求过高剂量。

（4）再程放疗时脑干和脊髓最大耐受剂量分别为40Gy和30Gy；其他OAR限量要求为最大耐受剂量（TD5/5）减去30%的首次照射剂量。

1.3　初治转移性鼻咽癌放射治疗原则、剂量

（1）原发灶局部放疗：对NCDB数据库718例转移性NPC研究发现，系统化疗联合原发灶放疗与单纯化疗相比，无论在全组（中位OS21.4个月∶15.5个月，P<0.001）还是倾向值匹配评分后组（中位OS22.7个月∶16.0个月，P<0.001）均有明显生存优势。来自上海679例初治转移NPC研究也证实原发灶放疗能降低50%死亡风险（P<0.001）。尤其是在转移量相对少的寡转移NPC中或能获得根治性效果。原发灶放疗剂量>50Gy组生存获益更明显，>70Gy组预后最佳；其中10年以上长期OS仅出现在原发灶放疗组。另外几项研究结论认为原发区域根治性剂量（>66Gy）与低剂量（≤66Gy）比能够明显提高初治转移患者OS。因此，

初诊转移NPC的原发灶处理，推荐联合高剂量放疗。

（2）寡转移灶处理：对不同转移部位和数目采取不同的局部处理方法，如骨转移灶局部放疗，肺、肝等转移灶的SBRT放疗、手术或射频消融术等，均能带来不同程度生存获益。

要点小结：

（1）初治转移NPC经有计划的整合治疗仍然可能得到长期生存。

（2）初治转移NPC仍然建议针对原发灶的高剂量放疗。

（3）对于转移灶的局部治疗需用整合医学思维，对不同部位、数量、大小等使用适宜手段。

1.4 治疗后转移性鼻咽癌的放射治疗

（1）寡转移：对于根治性治疗后出现的转移，对寡转移灶进行积极治疗仍有明显生存获益。中山大学肿瘤医院报道105例治疗后肺寡转移患者，化疗±肺部转移灶的手术或放疗对比单纯化疗，能够提高LC，延长OS及PFS。骨转移灶联合放疗的临床研究也得到相同结论。福建省肿瘤医院197例治疗后转移的NPC采用不同治疗方法，化疗联合转移灶局部放疗2年OS优于单纯化疗及最佳支持治疗（57.7%：37.7%：1.6%，$P<0.001$），这一生存优势在寡转移患者中更加明显。由于足量姑息化疗后可能出现转移灶CR，无法行局部

处理，因此转移灶的处理宜化疗前或化疗同期进行，以争取最大程度消除病灶。

（2）多发转移：治疗后的多发转移，行姑息减症处理，根据患者身体状况及化验指标，采用抗瘤药治疗（化疗、化疗与靶向治疗、化疗与免疫治疗、免疫治疗），再据临床选局部治疗。

要点小结：

（1）根治性治疗后出现的转移，对寡转移灶进行积极治疗仍有明显生存获益。

（2）治疗后出现的多发转移，以姑息减症处理为主，根据临床情况酌情考虑局部治疗。

1.5　质子重离子在鼻咽癌治疗中的应用

Malyapa 等证明，调强质子放疗（Proton radiotherapy with modulated intensity，IMPT）对头颈部肿瘤有效。IMPT 在头颈部肿瘤治疗中有剂量学优势。Widesott 等认为 对于 NPC 放疗，IMPT 与断层调强放疗比，对正常器官受照射剂量更低，可更好保护 OAR。Lewis 和 Jakobi 等对 IMRT 和 IMPT 剂量测定参数进行比较，确定 NPC 可从 IMPT 剂量学优势中获益，特别是治疗后吞咽相关副作用减少。IMPT 治疗计划的剂量学优势，对年轻患者或肿瘤紧邻危及器官的 T4 分期患者，可减少急性和晚期毒副作用发生，且具有近期良好的预后。但 IMPT 与 IMRT 的远期疗效还需更长的随访和更多的对照评估。

重离子（如碳离子）较高的相对生物学效应（relative biological effectiveness，RBE）导致更有效地杀死对光子照射有抵抗力的癌细胞。海德堡大学离子治疗中心对75例局部复发NPC采用强度调制的碳离子放疗（carbon ion radiation，CIRT），1年生存率超98.1%。一般来说，CIRT挽救放疗对局部复发NPC有效，其毒性可以接受。中位随访时间为22.8个月，2年OS率为83.7%。中至重度急性毒性很少，与IMRT相比，晚期严重不良事件很低。质子放疗在复发NPC的应用，初步证明安全可行，但与其他放疗相比，质子放疗能否带来生存获益和减少并发症还需研究。

要点小结：

质子重离子放疗在初治及复发NPC中应用，初步证明是安全可行且副反应较低。但远期疗效仍需研究。

2 化疗原则及方案

2.1 不宜/不需要化疗的人群

AJCC第八版临床分期为T1N0M0和T2N0M0初治且无不良预后因素（瘤体大，EBV-DNA表达高）的早期NPC不需接受化疗。

T1N0M0仅仅接受单纯放疗。对Ⅱ期NPC，几项荟萃分析（主要为回顾性研究）表明，与接受同步放化疗（Concurrent radiochemotherapy，CCRT）的Ⅱ期NPC相比，单纯IMRT可获得相同疗效。黄晓东等的小样本前瞻性Ⅱ期临床研究也显示，Ⅱ期NPC同步放化疗与单纯调强放疗比，并未获得更优结果。瘤体大、EBV-DNA表达高者预后更差，故仅对不伴以上两个不良预后因素的T2N0M0患者行单纯放疗，无需化疗。

2.2 一线化疗原则、方案和剂量

2.2.1 新辅助化疗

对Ⅲ-ⅣA期（T3N0M0除外）初治NPC，如无化疗禁忌应考虑2~3周期（至少2周期）铂类为主的新辅助化疗然后再行同步放化疗，化疗间隔21~28天（从上次化疗首日开始算），优选方案包括GP（吉西他滨 1000mg/m^2 d1，d8；顺铂 80mg/m^2 d1）或TPF（多西他赛 60~75mg/m^2，d1；顺铂 60~75mg/m^2，d1；氟尿嘧啶 600~750mg/m^{2}每天，持续静滴 d1-5），其他可选方案有PF（顺铂 80~100mg/m^2，d1；氟尿嘧啶 800~1000mg/m^{2}每天，持续静滴 d1-5），PX（顺铂 100mg/m^2 d1；卡培他滨 2000mg/m^{2}每天，d1-14）和TP（多西他赛 75mg/m^2，d1；顺铂 75mg/m^2，d1）。对初治即有远处转移（TxNxM1，ⅣB）者，应以全身治疗为主，4~6周期后再行局部治疗（如原发灶、转移灶放

疗)，GP方案是初诊转移NPC的一线治疗方案，如不能耐受，可考虑PF方案化疗，或其他方案。

表5-10 新辅助化疗推荐

适应证	化疗周期	化疗方案
Ⅲ－ⅣA期(T3N0M0除外)初治NPC	2~3周期(间隔21~28天)	GP(吉西他滨1000 mg/m² d1，d8；顺铂80mg/m² d1)；或TPF(多西他赛60~75mg/m²，d1；顺铂60~75mg/m²，d1；氟尿嘧啶600~750mg/m² d1-5)；或PF(顺铂80~100mg/m²，d1；氟尿嘧啶800~1000mg/m²每天，d1-5)；或PX(顺铂100mg/m² d1；卡培他滨2000mg/m²每天，d1-14)；或TP(多西他赛75mg/m²，d1；顺铂75mg/m²，d1)。
有远处转移(TxNxM1，ⅣB)的初治NPC	4~6周期，三周方案	GP(吉西他滨1000mg/m² d1，d8；顺铂80mg/m² d1)+免疫治疗(特瑞普利单抗、卡瑞利珠单抗、帕博利珠单抗、纳武利尤单抗)；或PF(顺铂80~100mg/m²，d1；氟尿嘧啶800~1000mg/m²每天，d1-5)；或TP(多西他赛75mg/m²，d1；顺铂75mg/m²，d1)；或TPF(多西他赛60~75mg/m²，d1；顺铂60~75mg/m²，d1；氟尿嘧啶600~750mg/m² d1-5 P)，或PX(顺铂100mg/m² d1；卡培他滨2000mg/m²每天，d1-14)。

同步放化疗是局部晚期NPC(Ⅲ-ⅣA期)标准和基础性治疗。新辅助化疗的价值在Ⅱ期及Ⅲ期大样本多中心临床研究中均得到证实。在OS、PFS和无远处转移生存方面，新辅助化疗加同步放化疗均优于单独CCRT，而仅在使用TPF三药方案的临床研究证实新辅助化疗组在无局部区域复发生存率获益。一项汇总分

析对上述4项临床研究分析表明，新辅助化疗加同步放化疗显著改善OS[HR 0.75，95% CI（0.57-0.99）]，5年绝对获益6%和PFS[HR 0.70，95%CI（0.51-0.9），5年绝对减少7%]。据既往的研究方案及数据，本指南建议优选的方案是被两项大型Ⅲ期临床研究证实的GP或TPF方案，其他可选方案有PF、PX、TP（来自其他研究的方案）。建议临床从疗效和治疗依从性、耐受性角度整合考虑。另外，使用其他铂类如奈达铂、卡铂代替顺铂或其他氟尿嘧啶类如卡培他滨在提高生活质量同时能否获得不低于以上疗效的研究正在进行中（ChiCTR-TRC－13003285，NCT03503136））。

2.2.2 同步化疗

对T1-2N1M0的Ⅱ期，以及Ⅲ-ⅣA期初治局部晚期NPC，应在放疗同时给予至少7次的每周方案（顺铂 40mg/m^2）或至少3次的每三周方案（顺铂80-100mg/m^2）的化疗，使顺铂累积剂量至少达到200mg/m^2；对不耐受顺铂者，可考虑奈达铂100mg/m^2，每三周重复。或卡铂（AUC 5-6，每三周）、奥沙利铂（70mg/m^2，每周）。对不耐受铂类化疗者，也可考虑给予氟尿嘧啶类（如卡培他滨、氟尿嘧啶、替加氟等）化疗。

表 5-11 同步化疗推荐

适应证	化疗周期	化疗方案
T1-2N1M0的Ⅱ期，以及Ⅲ-ⅣA期初治NPC	≥7次每周方案或≥3次三周方案	顺铂 40mg/m²，每周或顺铂80-100mg/m²，三周方案；或奈达铂 100mg/m²，三周重复或卡铂（AUC 5-6），三周重复；或奥沙利铂 70mg/m²，每周；（或氟尿嘧啶类（如卡培他滨、氟尿嘧啶、替加氟等）

周方案与三周方案比疗效无明显差异，但治疗依从性更具优势。一项头对头比较两种化疗方案的研究显示，顺铂周方案（40mg/m²）与三周方案（100mg/m²）比较，似在生活质量上更具优势。与此类似的大样本研究显示，周方案组与三周方案组比生存结果无差异，但白细胞减少和血小板减少症发生率更高。

2.2.3 辅助化疗

对仅接受同步放化疗的Ⅲ-Ⅳa期（T3N0M0除外）NPC，应在其后进行每3-4周一周期，共3周期的辅助化疗，方案为：PF（顺铂80mg/m²，d1或20mg/m²每天，d1-5；氟尿嘧啶1000mg/m²，d1-4或800mg/m²，d1-5），不耐受顺铂者，可将卡铂（AUC=5）与氟尿嘧啶联用。对不能接受铂类为的辅助化疗者，可对非铂的辅助化疗方案进行临床研究。辅助化疗完成率一般在50%左右，是导致既往研究辅助化疗对比同步放化疗无明确获益的主要原因。正在进行的NRG-HN001试验（NO：NCT02135042）以放疗后血浆EBV DNA作为选择辅助化疗的依据，并根据放疗后风险分层来确定辅助化疗的获益亚组人群。探索卡培他滨节拍式辅助化疗治疗局部晚期鼻咽癌的RCTⅢ期研究（Cinical-Trials.gov标识号：NCT0295811）显示卡培他滨节拍化疗组的3年无失败生存率显著高于标准治疗组。

表5-12　辅助化疗推荐

适应证	化疗周期	化疗方案
仅接受同步放化疗Ⅲ-ⅣA期（T3N0M0除外）初治NPC	每3-4周，共3周期	PF（顺铂80mg/m^2，d1或20mg/m^{2}每天，d1-5；氟尿嘧啶1000mg/m^2，d1-4或800mg/m^2，d1-5）；卡铂（AUC=5）+氟尿嘧啶1000mg/m^2，d1-4或800mg/m^2，d1-5，非铂方案的辅助化疗或临床研究。卡培他滨节拍式辅助化疗或常规卡培他滨方案

2.2.4　T3N0M0患者的化疗问题

因为目前大型临床研究中对该分期患者常被排除在使用新辅助或辅助化疗的实验组，故而缺乏该分期的临床研究数据，对T3N0M0的患者，在同步放化疗基础上是否进行新辅助或辅助化疗，可结合治疗前后实验指标，影像学表现综合考虑。

要点小结：

（1）T1N0M0和T2N0M0且无不良预后因素（瘤体大，EBV-DNA表达高）早期NPC不需化疗。

（2）T1-2N1M0Ⅱ期，以及Ⅲ-ⅣA期初治局部晚期NPC，在放疗同时给予铂类为主的周方案或三周方案化疗。

（3）Ⅲ-ⅣA期（T3N0M0除外）初治NPC，应予2-3周期（至少2周期）铂类为基础的新辅助化疗+同步放化疗。

（4）仅接受同步放化疗的Ⅲ-ⅣA期（T3N0M0除外）NPC，应在其后行每3-4周一周期，共3周期的辅助化疗。

（5）初治远处转移NPC，以全身化疗为主，建议4-6周期GP或PF方案的后考虑再局部治疗。

2.3 二线化疗原则、方案和剂量

首程治疗后复发转移的NPC，二线化疗方案推荐：GP（吉西他滨 1000 mg/m² d1，d8；顺铂80mg/m² d1）、PF方案（顺铂80mg/m²，d1或20mg/m²每天，d1-5；氟尿嘧啶1000mg/m²，d1-4或800mg/m²，d1-5）；如有条件，行化疗+免疫治疗。过去数十年里，PF方案（5-氟尿嘧啶＋顺铂）是复发和/或转移NPC共同推荐方案。而近年发现，GP方案（吉西他滨＋顺铂）治疗复发和/或转移NPC优于PF方案。ZHANG等比较治疗复发转移NPC的疗效和安全性，结果GP组获客观缓解的比例较PF组高（64% vs. 42%，P<0.0001），且可延长PFS，且毒副作用更耐受。其他研究也得到相似结果，因此建议将GP方案作为复发转移NPC的二线治疗方案。2019年，LV等回顾性比较单用免疫检查

点抑制剂、免疫检查点抑制剂联合化疗治疗复发和/或转移NPC，发现卡瑞利珠单抗、帕博利珠单抗、特瑞普利单抗、纳武利尤单抗作为≥2线治疗客观缓解率分别为34.1%、26.3%、23.3%、19.0%，而化疗、化疗联合卡瑞利珠单抗作为一线治疗复发和/或转移NPC的客观缓解率分别达64.1%、90.9%。可见，化疗联合PD-1/PD-L1免疫治疗可有效改善复发和、或转移NPC的近期疗效。

表5-13　二线化疗推荐

适应证	化疗周期	化疗方案
既往接受一线治疗复发转移的NPC	每3周，共4-6周期	GP（吉西他滨1000mg/m² d1，d8，顺铂80mg/m²，d1）+免疫治疗（特瑞普利单抗、卡瑞利珠单抗、帕博利珠单抗、纳武利尤单抗）；或GP（吉西他滨1000 mg/m² d1，d8；顺铂80mg/m² d1）；或PF方案（顺铂80mg/m²，d1或20mg/m²每天，d1-5；氟尿嘧啶1000mg/m²，d1-4或800mg/m²，d1-5）；或化疗+免疫治疗

要点小结：

（1）对首程治疗后转移复发的NPC，全身化疗是主要治疗手段，化疗联合PD-1/PD-L1免疫治疗可有效改善其近期疗效.

（2）二线化疗方案GP优于PF，建议将GP方案作为复发转移NPC二线治疗的优选方案。

2.4 三线及以上化疗方案

三线化疗方案选择比较局限，可结合既往用药情况选择对患者敏感，交叉的化疗药物和方案，如吉西他滨+奈达铂，或推荐进入临床实验。或结合靶向、免疫治疗。吉西他滨联合奈达铂方案三线用药对NPC仍有较好疗效，除骨髓毒性外其他毒副反应轻微，经严格病例选择并采取有效及时的防治措施，可作为NPC化疗的三线方案应用推广。鼓励针对多程治疗后进展的患者开展临床研究，特别是随着免疫靶向治疗时代的到来，靶向、免疫治疗+1~2种在1~2线治疗中未用过的化疗药物作为复发转移NPC的三线方案值得进一步证实。

郭翔等人通过Ⅱ期和Ⅲ期临床研究证实，对于局部晚期鼻咽癌（Ⅲ-ⅣB），以洛铂联合氟尿嘧啶的新辅助化疗加洛铂单药同步化疗，对比顺铂联合氟尿嘧啶的新辅助化疗加顺铂单药同步化疗，在疗效和药物安全性方面显示出不差于顺铂为基础的化疗方案，两组患者5年PFS的比较无统计学差异，洛铂方案组显示出更低的Ⅲ-Ⅳ级不良反应。基于洛铂的诱导化疗加同步放化疗可能是局部区域晚期鼻咽癌有效的替代方案。

有研究者探索多西他赛联合洛铂方案治疗复发转移鼻咽癌的Ⅱ期研究，结果显示，在39例入组患者中，总体反应率为61.5%，中位PFS为10个月（95% CI，7.3－12.8月）。也有研究者探讨紫杉醇、卡铂和西妥昔单抗（PCE）联合作为复发和/或转移鼻咽癌患者的一线治疗，结果显示PCE方案对复发转移鼻咽癌的反应率为58.3%，中位PFS为4.1个月。

要点小结：

NPC三线化疗选择比较局限，吉西他滨联合奈达铂方案三线用药对NPC仍有较好疗效，不能耐受顺铂患者，可以采用卡铂、洛铂等其他铂类药物替代，免疫、靶向治疗在三线治疗中的参与可进一步提高整体疗效。

3 分子靶向及免疫靶向治疗

3.1 分子靶向治疗原则、方案和剂量

分子靶向治疗基于抗体/配体与瘤细胞靶分子特异结合后，阻断下游对瘤细胞生长起关键作用的信号通路。主要适用于局部晚期或复发/转移NPC，包括EGFR单抗和抗血管生成类药物。

3.1.1 EGFR单抗

2017年的研究发现，CCRT联合尼妥珠单抗/西妥昔单抗对比CCRT，可显著延长总生存及无远处转移生存率。2018年，中山大学肿瘤医院的抗EGFR单抗联合诱导化疗治疗局部晚期鼻咽癌的回顾性研究报道，诱导化疗联合尼妥珠单抗或西妥昔单抗和单纯诱

导化疗组对比，可以延长患者OS和DFS。上海市质子重离子医院采用新辅助化疗后序贯调强放疗同步尼妥珠单抗作为实验组，对比同步放化疗治疗局部晚期鼻咽癌的研究显示，两组间具有相近的PFS和OS，期待长期随访结果。

对于复发转移性NPC，尼妥珠单抗联合PF方案治疗放疗后转移性鼻咽癌的单臂多中心Ⅱ期临床研究显示，总体ORR和疾病控制率（DCR）分别为71.4%和85.7%。中位PFS和OS达到7.0个月和16.3个月。EGFR单抗联合化疗可作为复发转移性NPC的新治疗方案进行探索，尚需大样本研究验证。

3.1.2 抗血管生成药物

VEGF及其受体VEGFR在NPC中高表达，与瘤内血管生成，淋巴结及远处转移相关。贝伐单抗、阿帕替尼、舒尼替尼、安罗替尼联合同步放化疗或化疗/放疗用于局部晚期或复发转移性NPC具有一定的疗效，但仍需更多临床验证。重组人血管内皮抑制素的多项临床试验表明，其联合放疗/化疗对NPC有一定协同作用，但联合标准同步放化疗方案后仅见客观缓解率的轻微提升，并无生存获益。同时也有临床研究提示，其能改善复发转移性NPC的预后，不良反应可耐受。

3.2 免疫检查点抑制剂

免疫检查点主要包括程序性死亡受体-1（PD-1）、

程序性死亡受体-配体1（PD-L1）和细胞毒性T淋巴细胞相关抗原4（CTLA-4）。目前主要是抗PD-1单抗，包括帕博利珠单抗、纳武利尤单抗，卡瑞利珠单抗、特瑞普利单抗、信迪利单抗、替雷利珠单抗和派安普利单抗。针对CTLA-4，代表性药物为伊匹单抗。

JUPITER-02研究及CAPTAIN-1st研究证实，特瑞普利单抗或卡瑞利珠单抗联合GP方案治疗复发转移性NPC，显著提高中位无进展生存和中位总生存。对考虑使用免疫检查点抑制剂的患者建议完善病理类型、基线LDH水平、基线EBV滴度，血浆EBV DNA拷贝数变化可作为该药治疗NPC疗效较好的预测指标。JUPITER-02研究，CAPTAIN-1st研究，有Ⅱ期随机试验（NCT03097939）观察伊匹单抗联合纳武利尤单抗对复发转移NPC的疗效和安全性，结果待公布。

要点小结：

（1）局部晚期NPC（Ⅲ-ⅣA），推荐在根治性同步放化疗基础上联用EGFR单抗。

（2）对不适合化疗的Ⅲ-ⅣA期NPC，推荐放疗同步联用EGFR单抗。

（3）对转移性NPC，推荐个体化使用PD-1抗体免疫治疗联合GP方案化疗。EGFR单抗联合化疗有待进一步论证。

4 手术治疗原则

手术治疗并非NPC最主要的根治治疗方式，然而在一些情况下其价值日趋重要，比如鼻咽局部复发、放疗后残留鼻咽癌，颈部或咽后淋巴结复发以及放疗后遗症等。局部鼻咽手术治疗的方法包括鼻外径路开放手术（下方入路、侧方入路、前方入路）和经鼻内镜手术（内镜消融术、经鼻内镜鼻咽切除术）。其中，常规鼻外径路手术创伤大，逐渐被经鼻内镜手术替代。此外，经鼻内镜手术中，经鼻内镜鼻咽切除术，其兼具外径路的根治性以及内镜手术的微创性，逐渐成为主流的治疗模式。

4.1 鼻咽局部复发或鼻咽残留

针对可手术切除的局部复发鼻咽癌，首选经鼻内镜鼻咽切除术。目前比较公认的局部复发鼻咽癌可手术切除范围为：肿瘤局限在颈内动脉内侧5mm以内的范围，包括鼻咽腔内，或侵犯鼻中隔或后鼻孔，或轻度侵犯咽旁间隙，或局限于蝶窦底壁或翼突基底部。对于局限在公认的可手术切除范围复发鼻咽癌，手术表现更优，一项多中心大型Ⅲ期临床试验证实可切除复发鼻咽癌接受鼻内镜手术后的3年生存率明显高于再程放疗；同时，另一项大型配对研究亦表明，手术除了疗效更优，医疗费用更低，远期毒副反应更小。

4.2 颈淋巴结复发（残留）的手术治疗

区域淋巴结手术治疗的方法包括根治性颈淋巴结清扫术、改良型根治性颈淋巴结清扫术、择区性颈淋巴结清扫术、内镜下颈淋巴结清扫术。颈部淋巴结复发外科治疗疗效评价重点在于是否清扫完全。不同术式的主要差异在于清扫范围与创伤大小。彻底清扫比广泛切除更重要。

4.3 咽后淋巴结复发（残留）的手术治疗

咽后淋巴结由于既往已接受过高剂量放疗，若其复发或残留灶再接受放疗，放疗后遗症严重。目前对复发或残留咽后淋巴结手术采用微创手术为主，主要术式包括经口机器人咽后淋巴结清扫术及鼻内镜辅助下经颌下-咽旁入路咽后淋巴结切除术。该两种术式均有回顾性文章报道，疗效较佳且手术相关并发症较轻。

4.4 鼻咽癌放疗后遗症-鼻咽坏死的手术治疗

鼻咽坏死内科保守治疗预后较差。当前，内镜下反复清创是放射性鼻咽坏死的主要治疗方式，而其疗效尚存争议，尤其是鼻咽黏膜完全上皮化率低。鼻内镜清创联合带血管蒂黏膜瓣是解决创面修复问题的有效手段，多项回顾性研究表明联合带血管蒂黏膜瓣可显著提高鼻咽坏死的疗效。

4.5 微创外科在复发鼻咽癌中的应用

国内学者陈明远教授在国内外率先报道了经鼻内镜鼻咽切除+带血管蒂鼻黏膜瓣修复术这一新术式，通过“第三只手技术”，解除鼻咽狭窄、操作困难的限制；通过“包饺子样切除”，实现肿瘤的整块切除；利用“带血管蒂黏膜瓣修复”技术，促进创面快速愈合；对于肿瘤邻颈内动脉的患者，创造性地提出“手术靶区”的先进理念，明确了复发鼻咽癌的可切除范围；制定“肉眼干净、病理干净及影像干净”三大术后评估原则。这个新方法兼具放射治疗的精确性，开放手术的根治性及内镜消融治疗的微创性，使得鼻咽微创手术基本实现了最大程度切除肿瘤，最大程度保护正常组织。高选择患者的微创手术相较IMRT二程放疗，可提高复发鼻咽癌生存，同时并发症及成本更低。目前，对于可手术的复发鼻咽癌，以微创外科为优先治疗选择。咽后淋巴结复发患者在有条件的医院可通过达芬奇机器人手术开展咽后淋巴结的经口微创切除，以克服咽后淋巴结复发位置深且毗邻血管的困难。

4.6 放射治疗相关毒性的手术治疗

包括放射性脑损伤、鼻旁窦炎症、后鼻孔闭锁等放射治疗后的远期毒性可通过选择合适的手术入路和术式得到控制，从而提高生活质量。

5 营养治疗及其他支持治疗

5.1 营养治疗

首先，正确评估患者营养状况，并对有营养治疗指征者及时给予治疗。并在疗程中不断进行重新评估以及时调整治疗方案。

（1）恶性肿瘤一旦确诊，应行营养风险筛查。

（2）目前使用最广筛查工具是营养风险筛查量表（NRS2002）和营养状况的主观评估（PG-SGA）。

（3）NRS<3分虽无营养风险，但住院期间每周应行一次筛查。NRS≥3分有营养风险，需据临床情况制定个性化营养计划并行营养干预。

（4）PG-SGA评分0~1分不需干预，治疗期间应保持随访和评估。且2~3分由营养师、护师或医师对患者或家属进行教育，并据存在症状和实验室结果进行药物干预；4~8分由营养师进行干预，并可据症状程度，与医师和护师联合进行干预；9分急需进行症状改善和（或）同时进行营养干预。

（5）询问病史，体格检查和实验室检查有助于了解营养不良原因和程度，从而进行全面的营养评估。

（6）营养风险筛查及综合营养评定应与抗瘤治疗的影像学疗效评价同时进行，以全面评估抗瘤受益。

5.2 中医治疗

NPC患者因长期肿瘤消耗导致免疫力等严重受损，另再加漫长的放疗、化疗及靶向治疗，常有口干、恶心、呕吐、食欲下降、纳差等相关副反应，中医治疗可减轻放化疗不良反应，提高生活质量。对高龄、体质差、病情重而无法耐受西医治疗患者，中医药治疗可作为辅助治疗手段。患者可在治疗中和治疗结束后到中医门诊行长期调理康复。

5.3 支持/姑息治疗

支持/姑息治疗在于缓解症状、减轻痛苦、改善生活质量、处理治疗相关不良反应、提抗瘤治疗依从性。患者都应全程接受支持/姑息治疗的症状筛查、评估和治疗。如疼痛、复视、面麻、听力下降、恶心、呕吐等与疾病及治疗相关的症状，应包括失眠、焦虑、抑郁等心理问题。还应加强相康复指导与随访，包括鼻腔冲洗、张口训练、颈部肌肉功能锻炼等。

（1）支持/姑息治疗的基本原则：医疗机构应将NPC支持/姑息治疗整合进肿瘤治疗的全过程，所有NPC患者在治疗早期加入支持/姑息治疗并在适当的时间或根据临床指征调整。支持/姑息的专家和跨学科的多学科协作治疗组（MDT），包括肿瘤科医师、支持/姑息治疗医师、护士、营养师、社会工作者、药剂师、精神卫生等专业人员。

（2）NPC支持/姑息治疗的管理

1）疼痛：①主诉是疼痛评估的金标准，镇痛前必须评估疼痛强度。首选数字疼痛分级法，评估包括疼痛病因、特点、性质、加重或缓解因素、疼痛对日常生活的影响、镇痛的疗效和副作用等，还要明确是否存在肿瘤急症所致的疼痛，以便即行相应治疗。②WHO三阶梯镇痛原则仍是遵循的最基本原则，阿片类药物是癌痛治疗基石，必要时加用糖皮质激素、抗惊厥药等辅助，要关注镇痛药的不良反应。③80%以上的癌痛可经药物治疗得以缓解，少数需非药物镇痛手段，包括外科手术、放疗止痛、微创介入治疗等，应动态评估镇痛效果，积极开展学科间协作。

2）恶心/呕吐：①化疗所致恶心/呕吐的药物选择应基于治疗方案的催吐风险、既往止吐经验及患者自身因素，进行充分的动态评估以合理管理。②恶心/呕吐可能与放疗有关，有的单纯放疗时即可出现恶心/呕吐，可参考化疗所致恶心/呕吐进行药物选择，同时加强心理疏导工作。③综合考虑其他潜在致吐因素：如前庭功能障碍、脑转移、电解质不平衡、辅助药物治疗（包括阿片类）、心理生理学（包括焦虑、预期性恶心/呕吐）。④生活方式能有助减轻恶心/呕吐，如少食多餐，选择清淡饮食，控制食量，忌冷忌热。可请营养科会诊。

3）厌食/恶液质：①评估体重下降的原因及程度，及早治疗可逆的厌食原因（口腔感染、心理原因、疼痛、便秘、恶心/呕吐等），评估影响进食的药物等。②制订适当运动计划，积极给予肠内或肠外营养。

5.4 心理治疗

患者常有恐惧、焦虑、抑郁等，负面情绪，会影响生理功能。家属应对患者实施心理疏导，使之树立战胜疾病的信心，相信自身抵抗力，保持乐观心态，为康复创造良好心境。

（1）心理痛苦是心理（即：认知、行为、情感）、社会、精神和（或）躯体上等多重因素引发的不愉快体验，可能会影响患者应对肿瘤、躯体症状以及治疗的能力。心理痛苦包括了诸如抑郁、焦虑、恐慌、社会隔绝以及存在性危机。

（2）心理痛苦应在疾病的各个阶段及所有环境下及时识别、监测记录和处理。

（3）应据临床实践指南组建 MDT to HIM 心理痛苦进行评估、管理。

5.5 介入治疗

（1）NPC 肝转移的介入治疗：介入治疗可作为NPC 癌肝转移除外科手术切除之外的局部微创治疗方案。主要包括射频消融治疗、TAE、TACE 及TAI 等。

（2）NPC 相关出血的介入治疗：介入治疗（如

TAE）对于NPC相关出血（包括初治或复发NPC累及颈部大血管导致破裂出血、NPC放疗后鼻咽深部溃疡形成累及颈内大血管导致破裂出血等）具有独特的优势，通过选择性或超选择性动脉造影明确出血位置，并选用合适栓塞材料进行封堵止血。由于NPC相关出血多为颈内大血管破裂出血，出血量大且易造成窒息，病情发展极为迅速，常难及时接受到有效介入止血治疗。

要点小结：

采用MDT to HIM模式，有计划、合理制定个体化整合治疗方案，治疗中及其后适当采用营养支持、中医调理及心理支持治疗，可提高疗效和生存质量。

6 并发症预防和处理

6.1 放疗相关并发症预防和处理

6.1.1 放射性口腔黏膜炎（RTOM）的预防和治疗

（1）非药物。

避免辛辣食物对口腔黏膜的刺激。放疗前行口腔检查、改善口腔卫生。每天用柔软的牙刷，用不含氟牙膏、牙线和不含酒精的生理盐水或碱性（碳酸氢钠）漱口水清洁口腔。用口腔保湿剂或人工唾液、水溶性果冻、干口含片或干口胶润滑口腔。有金属牙的口腔黏膜之间放保护材料，减小摩擦。

低能量激光治疗（low level laser therapy，LLLT）：能通过调节活性氧以及促炎细胞因子产生而起到治疗RTOM的作用。

口腔溃疡防护剂：国内两项研究通过多个量表对口腔黏膜炎、口腔疼痛、生活质量进行评估，证实口腔溃疡防护剂能明显降低局部晚期NPC放化疗中口腔黏膜炎的发生率及严重程度，延缓口腔黏膜炎进展，促进口腔黏膜愈合，减轻口腔及咽喉疼痛。

（2）药物。

细胞因子：一项中国随机研究显示预防性外喷重组人EGF可推迟放射性黏膜炎发生，预防用药可减少3、4级黏膜炎。另一项韩国多中心随机双盲前瞻性研究也显示局部使用EGF可减轻RTOM发生和程度。

黏膜保护剂：包括自由基清除剂、口腔黏膜涂层、必需氨基酸及过饱和钙磷酸盐等。2013年Nicolatou的系统性分析，纳入30篇用氨磷汀处理口腔黏膜炎的文献。其中16篇显示氨磷汀可减轻口腔黏膜炎的严重程度，Tsujimoto等研究发现，谷氨酰胺（10g/d）对头颈部癌症患者RTOM有预防作用，谷氨酰胺组与安慰剂组比较2级黏膜炎发生率为0和10%（P=0.023），4级为0和25%。

非甾体抗炎药：Epstein等随机双盲对照观察135例头颈部肿瘤，发现盐酸苄达明能使红斑和溃疡发生率降低约30%（P=0.037），从而减少全身止痛剂的使用（P<0.05）。Kazemian纳入100例头颈部肿瘤，安慰剂组（RTOM）发生率是盐酸苄达明漱口水组的26倍。欧洲已将苄达明作为预防头颈部癌症RTOM的Ⅰ级证据推荐。

中药：多项中成药复方制剂预防RTOM的研究陆续发表，包括双花百合片、康复新液等。一项纳入240例NPC的多中心随机、双盲、前瞻性临床试验，结果显示服用双花百合片能减少RTOM发生率，延迟口腔黏膜炎出现时间，以及降低严重RTOM发生率（P<0.01）。另一项随机、平行、多中心临床研究纳入240例随机接受康复新溶液（试验组）或复方硼砂漱口剂（对照组）预防RTOM。与对照组相比，试验组RTOM的发生率、严重程度及口腔疼痛发生率低于对照组（P<0.01）。

镇痛剂：RTOM伴轻度疼痛时，可用利多卡因或吗啡等漱口液。有研究证实2 %吗啡含漱液能有效控制黏膜炎相关性疼痛，并减少全身性吗啡的需求。如重度疼痛时推荐系统使用吗啡或芬太尼等强阿片类药物。

抗菌素：RTOM合并感染用抗菌素。治疗前送口腔黏膜拭子做细菌和真菌培养及药敏试验，指导抗菌素使用。

糖皮质激素：局部使用含糖皮质激素药物能减轻水肿，抑制炎症反应，缓解症状，但长期使用有增加口腔真菌感染的风险。

6.1.2 急性放射性涎腺损伤

急性放射性腮腺炎：一般在放疗开始后 1 ~ 3 天出现，常表现为一侧或双侧腮腺区肿胀、疼痛，严重者皮肤泛红、皮温增高。一般不用特殊处理可自愈。若有发热，怀疑继发感染，应行特殊口腔护理，并给予抗感染止痛治疗，必要时暂停放疗。

6.1.3 放射性口干

放射性涎腺损伤是放射性口干的直接原因。研究表明，NPC经调强放疗后晚期发生明显口干症状高达30%。减轻处理重在预防，如提高放疗精准度，采用调强适形放疗、自适应放疗等，而中医药对其有一定的治疗作用。

6.1.4 急性放射性耳损伤

通常表现为耳鸣、听力下降，是放疗过程中的常见毒性，一般不需处理；若出现耳膜穿孔、流液，则需局部清洗及抗感染处理。

6.1.5 放射性脑病

放射性脑病潜伏期较长，最多发于双侧颞叶。临床轻无症状，重可导致死亡。治疗目前无特效药，重在预防。对颅内明显侵犯的T4期NPC，推荐采用诱导化疗尽量缩小瘤体，采用多次计划等自适应性放疗，尽可能减少颞叶和脑干受照剂量和体积，预防放射性脑坏死发生。放射性脑坏死的传统治疗是给予大剂量维生素、血管扩张剂、神经营养药及糖皮质激素。贝伐单抗在前瞻性临床研究中提示可改善放射性脑损伤导致的水肿，治疗有效率高于传统激素治疗，神经生长因子联合间断性糖皮质激素能够修复20%的颞叶损伤。

要点小结：

（1）RTOM的非药物预防和治疗：放疗前及放疗中的预防和口腔护理，LLLT和口腔溃疡防护剂等。

（2）RTOM的药物预防和治疗：黏膜保护剂、盐酸苄达明漱口水、双花百合片、康复新液等。

（3）RTOM引起重度疼痛可系统使用吗啡或芬太尼等强阿片类药物。

（4）RTOM合并感染可使用抗菌素和糖皮质激素。

（5）提高放疗精度和涎腺器官保护是预防放射性口干的主要手段。

（6）急性放射性耳损伤是放疗过程中的常见毒性，症状严重需要耳鼻喉科专科处理。

（7）放射性脑病潜伏期较长，最多发于双侧颞叶，临床治疗尚无特效药物，重在预防。

6.2 化疗相关并发症预防和处理

6.2.1 血液系统并发症的预防和处理

骨髓抑制是化疗药物最常见血液学毒性。严重程度和持续时间与化疗药物类型、剂量、联合用药以及患者自身的因素相关，如：高龄、接受全量化疗、肝肾功能异常、免疫抑制状态、近期做过手术、既往放化疗等，需整合多方面因素考量。

骨髓抑制分级：根据 NCI-CTCAE 5.0 标准将骨髓抑制分为 4 级。

骨髓抑制的预防：

（1）有粒细胞缺乏伴发热（febrile neutropenia，FN）发生风险>20% 的患者，需预防性使用粒细胞集落刺激因子（G-CSF）。发生 FN 风险在 10%~20% 者可评估后考虑是否使用。如前一周期化疗发生 FN 或剂量限制性中性粒细胞减少事件，则下一周期需预防性使用 G-CSF，保证足疗程标准化疗。

（2）对既往曾发生Ⅲ-Ⅳ级血小板减少的患者，本周期化疗结束后有血小板下降趋势，存在出血高风险因素，建议化疗 6-24 小时开始预防性应用促血小板生成药物。如无出血高风险因素，推荐在 PLT<75×10⁹/L 时开始使用促血小板生成药物，至化疗抑制作用消失，且 PLT≥100×10⁹/L 时停药。重组人白介素-11（rhIL-11）推荐剂量为 50mg/kg，皮下注射，每天 1

次；但在下一周期化疗开始前2天和化疗中不宜应用rhIL-11。

（3）贫血的预防 对轻度贫血（血红蛋白100-110g/L），需要铁检查，判定患者存否铁缺乏，如转铁蛋白饱和度（TSAT）<20% 或血清铁蛋白（SF）< 100，则需补铁（静注，1000mg）。口服铁只适于铁蛋白< 30 ng/mL且无炎症的患者（C反应蛋白< 5 mg/L）；如果为维生素B_{12}或叶酸缺乏，还需补充维生素B_{12}或叶酸；如果是其他原因贫血（非化疗引起），则需根据临床症状进行相应治疗。

骨髓抑制的处理：

（1）对FN风险较高的患者，可预防性使用G-CSF；而中低风险患者，则不推荐预防，可在出现粒细胞减少后再给予G-CSF。

（2）血红蛋白 <100 g/L，可皮下注射促红细胞生成素（EPO），同时补充铁剂；血红蛋白<80G/L，可输注悬浮红细胞改善贫血，并配合补充铁剂、口服药物及食补等。具体地：当血红蛋白80-100g/L时，如为维生素B_{12}或叶酸缺乏，还需补充维生素B_{12}或叶酸；如存在绝对性铁缺乏（SF < 100 ng/mL）则静脉给予铁剂（1000mg），如HB仍然<100g/L，则加用红血球生成刺激素（ESA）（EPO-α、β、ζ用量约为450 IU/周/kg）；如存在功能性铁缺乏（TSAT<20% 但SF正常）

则ESA与铁剂联用；如不存在铁缺乏（TSAT和SF均正常），则仅使用ESA，如随访过程中出现铁缺乏，则加用铁剂；当HB<80g/L，说明处于严重贫血状态，需要通过输血快速恢复Hb水平。

（3）化疗相关血小板减少（CIT）的治疗包括输注血小板和给予促血小板生长因子，如有rhIL-11、重组人血小板生成素（rhTPO）、TPO受体激动剂罗米司丁和艾曲泊帕。发生CIT且有出血症状时，需输注血小板或同时给予rhTPO；发生CIT但无出血症状，血小板≤10×10^9/L，需预防性输注血小板或同时给予rhTPO；血小板>10×10^9/L时，不建议输注血小板。

6.2.2 非血液系统并发症的预防和处理

（1）胃肠道反应相关并发症的预防和处理。

恶心和呕吐：化疗所致恶心呕吐（CINV）是化疗常见、常可预见并可预防的不良反应。分为急性呕吐、迟发呕吐和预期性呕吐。对急性呕吐，应在化疗或呕吐之前预防性使用止吐药物，如NK-1受体阻断剂或胃复安，5-HT3受体拮抗剂与地塞米松配合。对迟发性呕吐，缺乏有效防治办法，发生后可联合1-2种止吐药治疗。对预期性呕吐，可选用抗焦虑或抗抑郁药物。

案例：女性，50岁以下，低剂量酒精摄入史，晕动病史，孕期晨吐史，既往CINV史，焦虑是CINV发生的危险因素。应在首个化疗周期就考虑CINV的预防和治疗，可以降低其后化疗周期中预期性CINV的发生风险。

CINV的处理策略：

对用高致吐风险化疗方案的患者，可行5-HT3受体拮抗剂+NK-1受体拮抗剂+地塞米松三联方案，或5-HT3受体拮抗剂+NK-1受体拮抗剂+地塞米松+奥氮平四联方案。对用中度致吐风险化疗方案的患者，可行5-HT3受体拮抗剂+NK-1受体拮抗剂（含卡铂方案）或5-HT3受体拮抗剂+地塞米松（不含卡铂方案）进行止吐治疗。

对腹泻的患者，每日超过5次或血性腹泻应停止化疗并及时对症治疗，轻者停止化疗或用止泻药即可停止。腹泻次数较多或年老体弱者需补充足够能量，维持水电解质平衡，尤其要防治低钾发生。大便培养阳性应抗感染治疗，主要针对大肠杆菌感染。

（2）口腔黏膜炎的预防和处理。

化疗会引起或加重已有的口腔黏膜炎，除按照RTOM预防和处理外，化疗期间应更加重视口腔卫生，用软牙刷刷牙，选用非刺激性洁牙剂，进食后30分钟用复方硼酸溶液、康复新液、3%碳酸氢钠或3%的双氧水含漱，忌烟酒，避免过热、过凉、辛辣、粗糙的刺激性食物。可用中医药调理减轻放化疗相关口腔黏膜炎的发生及严重程度。

（3）脱发的预防和处理。

积极进行心理疏导，建议剪短发、佩戴假发，并告知化疗结束后头发会重新长出；应用性质和缓以蛋白质为主的洗发剂，避免刺激性强的洗发用品。避免使用电吹风、卷发器、发胶、染发剂和过分梳头；化疗前用止血带、冰帽等物理手段防治脱发。

（4）过敏反应的预防和处理。

通过有效的预防性抗过敏治疗尽量减少药物过敏发生。发生药物相关的过敏反应，应充分评估过敏反应的严重程度，并采取有效治疗措施。如局部荨麻疹经密切观察和抗过敏治疗好转后可考虑密切观察下继续用药。而全身过敏表现应立即停药，联合应用组胺H1-2受体拮抗剂，并据病情变化适当应用糖皮质激素、升压药或支气管扩张药。

6.2.3 同步放化疗期间的毒副作用管理

同步放化疗期间，相关血液及非血液系统毒副作用大于单纯放疗或化疗。其中，口腔黏膜炎、食管炎的发生随着放疗剂量和化疗疗程的增加而明显加重。对接受同步放化疗的NPC患者要对口腔黏膜炎、食管炎进行有效预防和治疗，参考前文RTOM的预防和治疗。

对口腔黏膜炎或食管炎，Ⅰ-Ⅱ度可继续当前放化疗方案；对Ⅲ度可延长用药间隔时间或调整药物的剂量、方案；对于Ⅳ度应暂缓或暂停化疗。

6.2.4 化疗相关副作用与药物减量问题

根据化疗相关副作用调整药物剂量及用药间隔时间，可使患者能够得到足疗程、足量化疗，获得更大收益。基本原则：①除非必要，化疗药物尽量不要减量。应对化疗引起的不良反应，可以考虑延长化疗周期的间隔时间，以及改变化疗药物的给药方式。②根据化疗不良反应的分级情况酌情减量。③年龄大于70岁以上或一般体质较差者应酌情减量。④出现严重肝肾功能及心肌损伤者，应停药。

根据化疗不良反应分级酌情减量的滴定推荐：根据患者化疗后不良反应的分级，可通过延长化疗用药间隔时间（如三周方案延后到第28天再用），或根据按照不良反应的分级，在药物标准剂量或上次用药剂量的基础上，减少10%，25%，50%或100%（即停药）。

滴定步骤：①根据目前沿用的体表面积计算标准剂量或据经验确定用药剂量；②结合患者有可能影响药物代谢或药物清除的因素（如肝肾功能情况）适当调整药物剂量；③根据第二步确定的药物剂量作用患者个体治疗后的情况，权衡不良反应，确定后继治疗剂量，实时调整剂量，使其在可耐受毒性前提下接受足量化疗。

要点小结：

（1）化疗前应对患者化疗耐受性（体能、年龄、心肺功能、化验检查）做充分的评估。

（2）化疗相关副作用的预防和治疗都很重要，上次化疗中出现的Ⅲ度及以上的副作用应充分考虑，必要时对下次化疗方案、用药剂量及间隔时间重新考量，并做必要的预防治疗。

（3）同步放化疗会增加副作用，应加强对口腔黏膜炎、胃肠道反应的预防和管理。

（4）放化疗相关副作用对下一周期化疗药物剂量滴定的影响因副作用不同（血液系统/非血液系统），患者的恢复情况及所处治疗阶段而不同，临床中据情况个体化滴定用药。

6.3 分子靶向治疗相关并发症的预防和处理

6.3.1 皮肤毒性

皮肤毒性在EGFR靶向治疗相关不良反应中最常见。药物抑制EGFR后可影响皮肤角化细胞的增生、分化、迁移及黏附，从而导致皮疹形成，主要包括痤疮样皮疹、皮肤瘙痒、皮肤干燥、皮肤龟裂、色素沉着、甲沟炎、黏膜炎、毛发改变、光敏反应等。预防措施：在施行EGFR靶向治疗前，应向患者及其家属做好宣教：首先，EGFR靶向治疗所致的皮疹不具有传染性；其次，皮疹与普通痤疮具有差别，部分痤疮治疗药物对此缺乏疗效。指导患者采取正确预防措施，如嘱咐健康饮食，多食新鲜蔬菜水果，注意防晒，建议使用防晒系数（SPF）≥30的广谱防晒用品。每天保持皮肤清洁与湿润，温水洗浴后适当涂抹保湿乳霜、治疗过程中需穿宽松、透气的鞋袜，用温水沐足并涂抹润肤霜，治疗足癣等原发疾病。

（1）痤疮样皮疹。

痤疮样皮疹是EGFR靶向药物最突出的皮肤毒性，多在用药后1–2周出现，14天左右达峰后逐渐消退，但常有新皮疹出现。多发生于头面部、前胸、上背部等皮脂腺丰富的部位。EGFR靶向药物导致的皮疹与寻常痤疮不同，形态较单一，很少有粉刺，主要表现为丘疹脓疱疹，可伴有瘙痒。阳光暴晒、同期放疗、皮肤保湿不足可加重痤疮样皮疹。预防措施包括注意防晒，使用防晒系数（SPF）≥30的广谱防晒用品；每天保持皮肤清洁和湿润，适当涂抹保湿乳霜。痤疮样皮疹，轻度可自行缓解，不影响继续治疗，应避免用手挤压皮疹。尼妥珠单抗使用过程中若发生1–2级皮疹，应减慢滴速50%，氢化可的松软膏或红霉素软膏局部用药，2周后评价；若仍未缓解，或发生3–4级皮疹，除上述措施外加服氯雷他定片，必要时可给予冲击剂量的甲强龙，减少尼妥珠单抗剂量25%；若合并感染，使用合适的抗生素。

（2）皮肤干燥、皮肤瘙痒。

常表现为皮肤干燥、脱屑甚至皲裂，引起疼痛甚至感染，部分可伴皮肤瘙痒。应避免搔抓，温水沐浴，注意防晒，保持皮肤湿润，适当涂抹保湿乳霜。经日常护理效果不佳时可选用一代或二代抗过敏药（苯海拉明、氯雷他定等），严重者可加用加巴喷丁、普瑞巴林等药物。

（3）甲沟炎。

多于用药后4~8周出现，先在指（趾）甲周围皮肤出现红肿、疼痛，继而两侧甲沟逐渐出现感染、溃疡、化脓性肉芽组织等，指（趾）甲内嵌，导致疼痛、进而影响活动。预防应穿宽松、透气的鞋袜，保持局部皮肤干燥，常涂润肤乳霜，勿将手足浸泡在肥皂水中，避免指（趾）甲受伤；穿鞋前确保脚部干燥；修剪指甲要小心；日常护理后效果不佳可外用抗生素（百多邦、克林霉素等），必要时加用糖皮质激素、抗真菌药物、碘酊等。

6.3.2 胃肠道毒性

EGFR靶向治疗前无腹泻而治疗后出现者，或EGFR靶向治疗前已有腹泻而治疗后显著加重者，均应考虑EGFR靶向治疗导致腹泻的可能性。

预防及治疗措施：了解治疗前6周的大便信息，

以更好评估EGFR靶向治疗导致腹泻的状况；了解治疗前同时服用其他药物及其他临床状况，以便评估药物对消化系统潜在影响，对可能导致消化系统不良反应的药物也应评估；EGFR靶向治疗期间应低脂低纤维饮食，忌用咖啡因、酒精、奶制品、脂肪、纤维、橘子汁、葡萄汁以及辛辣食物，少食多餐；若无相关医嘱，不得服用泻药。对轻或中度腹泻，无需停药，可服黏膜保护药物如蒙脱石散，止泻药如洛哌丁胺和抗菌药物，微生态制剂双歧杆菌，以改善靶向治疗对胃肠道的损伤；重度腹泻导致脱水或有恶化趋势者，可短期停药。使用尼妥珠单抗若发生3-4级恶心呕吐，经对症处理仍未缓解，应停用。

6.3.3 出血

使用VEGF/VEGFR抑制剂后多见。一方面，阻断VEGF使其失活，导致NO水平下调，可能会影响血小板活化；另一方面，抑制VEGF通路会影响内皮细胞存活和增殖，导致血管完整性受损进而引发出血。预防和治疗措施：治疗前评价潜在风险因素，鉴别高风险出血人群，如：长期或大剂量使用抗风湿/抗炎药物或抗凝治疗者，有动脉硬化或消化性溃疡病史患者等；近期瘤块中有出血征象者，或有重度心血管病（如冠心病或充血性心力衰竭），使用抗血管生成药应更加谨慎；重大手术后至少28 d内不应开始抗血管生成治疗，应待手术伤口完全愈合后再开始。3个月内发生过肺出血、咯血（>3mL的鲜红血液）者不应行抗血管生成治疗。

治疗过程中应严密监测中枢神经系统出血症状和体征，一旦出现颅内出血应中断贝伐珠单抗或安罗替尼治疗；如发生出血事件，1级不需调整抗血管生成药物剂量，可涂抹或口服三七粉、云南白药等；发生2级需暂停抗血管生成药物治疗，积极止血后再考虑续用；≥3级应该永久停用抗血管生成药物。

6.3.4 高血压

使用VEGF/VEGFR抑制剂常见。VEGF被阻断，导致NO水平下降，血管无法扩张，外周阻力增加，引发高血压。此外，NO水平较低还与肾排泄量减少有关，继而水钠潴留。使用VEGF/VEGFR抑制剂，需动态监测血压；如发生高血压，或血压值较基线明显升高，推荐使用降压药，以达良好血压控制，低危患者的控制目标是140/90 mmHg，高危应为130/80 mmHg；血管紧张素转化酶抑制剂（ACEI）、血管紧张素Ⅱ受体拮抗剂（ARB）、β受体阻滞剂、钙离子通道阻滞剂均可选择；如出现中度以上高血压（高于160/100 mmHg），且降压药不能控制，应暂停抗血管药物并予降压治疗，直至血压恢复到可控状态。如高血压经治疗1月仍不能控制或出现高血压危象或高血压性脑病，则需停用贝伐珠单抗或安罗替尼。

6.4 免疫靶向治疗相关并发症的预防和处理

6.4.1 免疫靶向治疗相关并发症的预防

对患者及其家属做好治疗前、中、后生存期内与治疗相关不良反应的教育。了解有关自身免疫性疾病的既往史和家族史。医师必须熟悉免疫相关不良反应（irAEs）的特点及危险因素，irAEs可在任何时候发生，建议从免疫治疗开始一直监测至停止治疗后1年，早期识别和处理可减少irAEs的持续时间和严重程度。虽然研究显示应用肾上腺糖皮质激素处理irAEs并未降低免疫治疗效果，但因其免疫抑制作用仍不建议预防性使用糖皮质激素或免疫制剂药物。

6.4.2 免疫靶向治疗相关并发症的治疗

治疗开始前应详细询问病史，既往有否自身免疫性疾病、感染性疾病以及器官特异性疾病，对肠道功能（如肠蠕动能力、便秘情况）进行基线评估，同时完善体检、实验室及影像学检查作为基线参考。当用药后出现新症状，或原有症状加重，可能为疾病进展、偶然事件或出现irAEs。应根据患者基线的特殊病史、症状或伴随疾病等，与基线值对比，判断是否为irAEs，并评估其严重程度，以排除继续进行免疫治疗可能导致病情恶化的可能。

irAEs的总体处理原则是按不良反应事件的分级进

行。根据不良事件的严重程度，可暂停免疫治疗和（或）使用糖皮质激素。危及生命或复发的严重不良事件可终止免疫治疗。一般来说，一级毒性反应，除外神经系统及血液系统的毒性，可在密切监测下继续治疗；二级，除外仅表现为皮肤或内分泌症状，应暂停免疫治疗，直到症状和/或实验室指标恢复到一级毒性反应或更低水平，可给予糖皮质激素（初始剂量为：泼尼松0.5~1 mg/kg/d或等剂量的其他激素）；三级，应当停止治疗，并且立即使用高剂量糖皮质激素（泼尼松1~2 mg/kg/d，或甲泼尼龙1~2 mg/kg/d），糖皮质激素减量应持续4~6周以上。糖皮质激素治疗3~5天症状未能缓解者，可考虑在专科医生指导下使用其他免疫抑制剂。当症状和/或实验室指标恢复到一级毒性反应或更低水平，可以恢复治疗，但应慎重，尤其是对于治疗早期就出现不良事件者。四级，除外已用激素替代疗法控制的内分泌不良事件，一般建议永久停止治疗，并进行全身激素治疗，静脉使用甲基强的松龙1~2mg/kg/d，连续3天，若症状缓解逐渐减量至1mg/kg/d维持，以后逐步减量，6周左右至停药。对糖皮质激素治疗3~5天症状未能缓解者，可考虑在专科医生指导下使用其他免疫抑制剂，如英夫利西单抗。

常见并发症的处理如下。

（1）皮肤毒性。

最常见，多为斑丘疹/皮疹和瘙痒；其他皮肤表现包括免疫检查点抑制剂诱导的皮肌炎、药物反应伴嗜酸粒细胞增多和系统症状、肉芽肿、地衣样、脂膜炎样和狼疮样反应等，并不常见。反应性皮肤毛细血管增生症在卡瑞利珠单抗中时常发生（77%），病理学证实是一种良性的毛细血管增殖性病变。皮肤毒性在接受抗CTLA-4抗体和抗PD-1抗体的患者中更为常见，联合治疗较单药治疗更易发生且更严重。部分研究认为，皮肤irAEs预示PD-1抑制剂治疗效果可能有效。通常发生在治疗早期，治疗后几天或几周后也可能出现，还可能延迟至治疗数月后；多数皮肤毒性疗程较为短暂，可通过适当的干预而不影响免疫治疗的续用。治疗上使用泼尼松，直至症状改善至毒性等级≤1级，并于4~6周内逐步减量。对≥4周使用超过20mg泼尼松龙或等效剂量药物的患者，应使用抗生素预防肺孢子菌肺炎。长期使用糖皮质激素，需补充钙剂和维生素D，还要使用质子泵抑制剂预防胃肠道反应。

（2）胃肠毒性。

PD-1/PD-L1抑制剂引发胃肠道毒性的中位时间为用药后3个月，联合CTLA-4抑制剂不仅会提高发生风险，并可提前发生时间。严重腹泻或持续2级及以上的腹泻推荐乙状结肠镜或结肠镜检查以确诊。一级毒性反应可继续免疫治疗，必要时口服补铁、使用止泻药物对症处理；二级需暂停免疫治疗，并使用激素，口服泼尼松，1mg/kg/d；三级也需暂停免疫治疗；四级需永久停用免疫检查点抑制剂，静脉给予甲基泼尼松龙2mg/kg/d，如48小时无改善或加重，继续应用激素同时加用英夫利西单抗；若后者耐药，考虑维多珠单抗。

（3）内分泌毒性。

甲状腺毒性是内分泌系统最常见的irAEs，主要表现为甲状腺功能减退、甲状腺功能亢进和甲状腺炎等，通常与抗PD-1抑制剂相关，很少出现3级以上，通过及时检查及对症或替代治疗，极少引起致死性甲状腺危象。原发性肾上腺功能减退、垂体炎等不良事件虽然少见，但20%~35%的可能为3级以上irAEs。内分泌毒性与其他系统毒性相比，出现时间较晚，PD-1抑制剂单药相关内分泌毒性通常发生在第10~24周左右；但免疫检查点抑制剂联合治疗所致的内分泌毒性会显著提前，约12周左右。既往有甲亢家族史，碘摄入过量或不足，或代谢性疾病是发生甲状腺功能亢进症的风险因素。出现甲状腺功能亢进者可续用免疫检查点抑制剂，如有症状，可用β受体阻滞剂缓解；既往有甲状腺手术史是发生甲状腺功能减退症的风险因素。对甲状腺功能减退者，免疫检查点抑制剂也可续用，2级以上应在排除肾上腺功能不全后始用左甲状腺素替代。甲状腺功能恢复后，大部分患者可完全康复（真甲状腺炎），少数会发展为其他持续性甲状腺功能减退（桥本样甲状腺炎）。

（4）呼吸系统毒性。

与其他irAE比较，肺炎发生的中位时间在2.8个月左右，但联合治疗者发病较早，接受PD-1抑制剂者比CTLA-4抑制剂更有可能发生免疫相关性肺炎，且常危及生命。免疫相关性肺炎的临床表现为发热、咳嗽、胸痛、呼吸困难，严重时会出现呼吸衰竭。影像学表现各异，可为非特异性间质性肺炎的隐原性组织性肺炎、超敏性肺炎、急性间质性肺炎、结节型反应和磨玻璃样肺炎。在所有肺炎病例中，72%为1-2级。与甲状腺炎和肝炎等自限性免疫反应不同，大部分免疫相关性肺炎需要激素或免疫抑制剂治疗。对肺的毒性反应，一级在3~4周后应复查胸部CT及肺功能，如影像学进展，暂停免疫检查点抑制剂治疗。二级要暂停免疫检查点抑制剂治疗，直至降至一级及以下，同时静滴甲基泼尼松龙，1~2 mg/kg/d，治疗48~72小时后，若症状改善，激素在4~6周内按照每周5~10mg逐步减量。若症状无改善，按照三、四级毒性反应治疗；如不能完全排除感染，需考虑加用经验性抗感染治疗（2A类证据）。对三、四级应永久停用免疫治疗，不能完全排除感染，需经验性抗感染治疗。静脉滴注甲基泼尼松龙2 mg/kg/d，酌情行肺通气治疗；激素治疗48小时后，若症状改善，继续治疗至一级及以下，然后在4~6周内逐步减量；若无明显改善，可考虑英夫利昔单抗静脉滴注，或吗啡麦考酚，或静注免疫球蛋白。治疗呼吸系统毒性，若四周及以上使用泼尼松超过20mg或等效剂量药物者，应考虑抗生素预防肺孢子菌肺炎。长期使用糖皮质激素，需补充钙剂和维生素。还要使用质子泵抑制剂预防胃肠道反应。若使用TNF-a抑制剂，治疗前应行T-spot试验以排除结核。

6.5 中医药治疗

（1）骨髓抑制。

①常见症状：面色少华，少气懒言，声音低沉，倦怠乏力，心悸气短，头晕目眩，畏寒出汗，发热出血，舌淡而胖，脉虚无力。②中医治法：益气养血、滋补精髓。③推荐方药：八珍汤加减。党参30g、白术15g、茯苓15g、熟地15g、白芍15g、川芎10g、当归10g、甘草6g。④其他推荐：口服地榆升白片、芪胶升白胶囊。

（2）放射性口腔黏膜炎。

①常见症状：口腔黏膜充血红肿、溃疡出血，烧灼疼痛，味觉障碍，口咽干痛，进食困难，舌红苔黄或少苔，脉弦数或细数。②中医治法：清热解毒，滋

阴降火。③推荐方药：玉女煎加减。生地黄15g、金银花12g、连翘12g、麦冬9g、玉竹9g、知母6g、川牛膝6g。④其他推荐：康复新液、冷冻新鲜芦荟漱口液口腔含漱，口服双花百合片、口炎清颗粒。

（3）放射性咽喉炎。

①常见症状：咽部黏膜充血红肿、甚至溃疡出血，咽干咽痛，异物感，吞咽不适，舌红苔黄或少苔，脉弦数或细数。②中医治法：清热利咽，益气养阴。③推荐方药：银翘马勃散加减。金银花15g、连翘15g、马勃10g、射干10g、山豆根10g、黄芪20g、南沙参15g、麦冬15g、生甘草5g。④其他推荐：口服蓝芩口服液，含化西瓜霜润喉片，含漱后口服康复新液。

（4）放射性皮炎。

①常见症状：皮肤红斑水肿、灼痛瘙痒、脱屑水疱、溃疡糜烂。②中医治法：清热养阴、益气活血。③推荐方药：涂搽复方溃疡油。当归、生大黄、红花、紫草、生黄芪各250g加入5.5L橄榄油慢火煎熬过滤而成5L。④其他推荐：喷洒紫草液喷雾剂，涂搽高山茶油、三黄膏调合蜂蜜涂抹于在皮肤照射野，康复新液等浸透纱布敷于皮肤创面。

（5）放射性分泌性中耳炎。

①常见症状：中耳鼓室黏膜及黏膜下间质充血水

肿、增厚，鼓室渗液积液，耳闷耳胀，耳痛耳鸣，听力下降，口苦咽干，烦躁易怒，舌红苔黄腻，脉弦数或滑数。②中医治法：清肝泻热，除湿通窍。③推荐方药：龙胆泻肝汤加减。龙胆草6 g、酒黄芩9g、酒栀子9g、泽泻12g、木通9g、车前子9g、酒当归8g、生地黄20g、柴胡10 g、生甘草6g。④其他推荐：口服龙胆泻肝丸，针刺蝶腭神经节。

（6）放疗后张口困难。

①常见症状：颞颌关节及咬肌发生退行性变和纤维化，关节僵硬、发紧疼痛，肌肉萎缩，牙关紧闭，言语困难，吞咽障碍，影响进食。②中医治法：疏通经脉、通畅气血。③体针取穴推荐：下关（双侧）、人迎（双侧）、颊车（双侧）、足三里（双侧）。④其他推荐：经皮穴位电刺激，按摩疗法。

（7）胃肠道反应。

主要包括食欲减退、恶心、呕吐、腹痛、腹泻、便秘等症状的治疗。具体参考《中医内科学·肿瘤分册》（李和根，吴万垠编；人民卫生出版社）。

要点小结：

（1）目前中医药在NPC中的应用主要是针对NPC放化疗毒副作用的防治。

（2）放化疗后骨髓抑制主要选用以八珍汤为代表的益气养血功效的药物。

（3）中医认为放射线属于火热毒邪，由其导致的口腔黏膜炎、咽喉炎、皮炎、中耳炎等并发症的防治以清热解毒为基本原则。放射性口腔黏膜炎选用玉女煎、咽喉炎选用银翘马勃散、皮炎选用复方溃疡油、分泌性中耳炎选用龙胆泻肝汤。

（4）放疗后张口困难中医主要以针刺按摩等外治法为主要手段。

第六章

治疗后的随访及复查

第一节 总体目标

随访/监测的主要目的是发现尚可接受潜在根治为目的的转移或复发，尽早发现肿瘤进展或第二原发肿瘤，并及时干预处理，以提高总生存，改善生活质量。目前尚无证据支持何种随访/监测策略最佳。应按患者情况和肿瘤分期制订个体化、人性化的随访/监测方案。

NPC生存者健康行为指导：

（1）放疗照射过的皮肤勿暴晒、防冻伤。放疗中及结束后应加强鼻咽冲洗避免感染坏死，加强张口训练避免晚期出现张口受限，加强颈部肌肉功能锻炼避免颈部纤维化僵硬等。

（2）注意健康饮食，鼓励少食多餐，定期监测体重，必要时转诊至营养师或营养部门进行个体化辅导，关注并积极评估处理引起体重减轻的医疗和（或）心理社会因素。

（3）采取健康生活方式，适当参与体力活动；每日至少30分钟中等强度的活动。

（4）限酒，戒酒。

第二节　严密随访

1　时间安排

治疗结束后的前2年复查，至少每3月1次；3~5年，至少每6个月1次；5年后，至少每年1次。

2　随访内容

（1）检查内容：血EBV-DNA，甲状腺功能TSH，垂体激素水平，电子鼻咽镜、鼻咽颈部MRI平扫+增强、胸部X光片/CT平扫、全身骨扫描、腹部B超、有条件行全身PET/CT等。

（2）随访记录：

① 肿瘤消退情况：消退时间，如有残留，记录部位、有关检查结果、处理方法。

② 复发情况：复发部位、时间、检查与处理手段、结果。

③ 远处转移情况：部位、时间、检查与处理手段、结果。

④ 并发症与后遗症：放射性脑/脊髓损伤、放射

性耳损伤、骨坏死、皮肤黏膜损伤、颈纤维化、张口困难、继发肿瘤等。

⑤ 生存时间：每次随访时间，死亡时间，死因。

⑥ 其他重要临床表现。

3 常见问题处理

定期的随访复查能够及时发现复发转移病灶，从而进行针对性的早期干预和处理，以提高疗效。对复发转移，需及时按晚期肿瘤治疗原则积极处理。

药物治疗的毒性反应不可避免的，因人而异，这与个体差异、化疗方案不同有关。通过积极处理，大部分化疗反应可以控制和减轻，绝大多数肿瘤医生已掌握预防和处理的常规方法。

（1）放射性龋齿。

NPC经放疗后，口腔及各唾液腺体受到不同程度的照射损伤，导致患者唾液分泌减少以及口腔微环境改变，容易诱发龋齿。故放疗后2~3年应尽量避免拔牙或种牙，因易致下颌骨坏死。所有患者在放疗前，都应进行口腔处理，并在放疗前至少2周拔除已有或可能出现的龋齿。若放疗后2~3年需拔牙，应由放疗科及口腔科联合评估。

（2）放射性中耳炎。

放疗时耳的所有结构大多位于放射野内，可造成听力下降、中耳炎等症状，成为NPC放疗的常见并发症。应预防感冒，保持耳周清洁，不随意自行掏挖耳道，必要时至专科就诊。

（3）放射性脑损伤。

对鼻咽部肿瘤较大尤其治疗前已累及脑组织者，放疗后出现脑损伤的概率较大，可在放疗后2~3年出现。早期患者大多无明显症状，经积极治疗可防止脑损伤范围扩大，疗效较好。而晚期放射性脑损伤患者通常有头痛伴恶心呕吐，甚至肢体运动障碍等明显症状，脑损伤范围较大可能需要手术治疗，整体效果较差。建议NPC放疗后定期复查，可有效发现早期放射性脑损伤，为积极干预提供机会。

（4）面部麻木。

面部麻木是NPC颅神经受损常见症状之一，主要是三叉神经受损，约20%可出现面麻。有的患者在肿瘤缩退后，短期受压的三叉神经功能可恢复，面麻可明显减轻或消失；但有的患者由于三叉神经受到长期压迫或侵犯，造成不可逆损伤，治疗结束后面麻症状持续存在。

（5）复视及眼部症状。

肿瘤较大，累及颅内海绵窦或眼球后方时，可侵犯视神经、动眼神经、滑车神经、外展神经，导致复视、视力下降，眼球固定等眼部症状。部分患者治疗后症状可减轻或消失，但若神经长期受压或侵犯造成不可逆性损伤，治疗结束后上述症状可能持续存在。

4 积极预防

三级预防是采取积极措施改善生活质量，促进康复。肿瘤康复的最终目标，应是肿瘤的完全缓解，心理、生理和体能完全恢复，并能胜任工作。由于肿瘤的特殊性，完全达此目标具有一定难度。目前条件下，针对肿瘤所致患者的原发性或继发性功能损伤，通过综合措施，尽可能使其逐步恢复，从而提高他的生活和生存质量，并助其回归社会。

要点小结：

随访/监测的主要目的，是发现尚可接受潜在根治治疗的转移复发NPC，或更早发现肿瘤复发并及时干预处理，以提高患者总生存、改善生活质量。应按个体情况和肿瘤分期进行随访。

第七章

特殊类型鼻咽癌

青少年儿童鼻咽癌：儿童NPC罕见，在儿童恶性肿瘤中发病率<5%。青少年NPC近年发病有增高趋势，致病主要与遗传相关，发病时大多为局部晚期，对放化疗较敏感，疗效佳。治疗和成人NPC相同，局部晚期采用新辅助化疗联合同步放化疗，放疗推荐IMRT，尽量减少远期毒副反应，提高生活质量。患儿建议减少放疗总剂量，但尚无临床证据支持。

鼻咽腺癌及腺样囊性癌：鼻咽部腺癌及腺样囊性癌发病率低，男性居多，肿瘤生长缓慢，容易发生远处转移。由于鼻咽周围解剖结构复杂，手术难度大，很难达到根治性切除，治疗和鼻咽鳞癌相似，预后也相同。化疗方案无推荐药物，含铂类药物的方案仍是目前的主要方案。

鼻咽神经内分泌癌：原发于鼻咽的神经内分泌癌非常罕见，目前仅有个案报道，治疗与传统鼻咽鳞癌相同，是否采用更低剂量放疗有待研究。

妊娠期NPC：妊娠早期NPC建议先流产后治疗，

晚期先引产或剖宫术后再治疗，预后较差，容易出现远处转移。治疗原则相同，放化疗毒副作用应尽量降低，建议2年后再生育。

老年NPC：老年NPC患者的治疗方案目前指南推荐相同，但这些策略在老年NPC患者中的有效性还没有足够的证据。既往回顾性研究表明，在老年鼻咽癌患者中，常规放疗联合化疗治疗与预后良好的患者生存期和可处理的并发症相关。然而，同样有研究表明，与单独放疗相比，CCRT在年龄≥70岁的鼻咽癌患者中提供了相似的生存期和更高的3级毒性。目前是否同步放化疗还存在争议，大多数专家通常建议单独放疗治疗老年鼻咽癌患者，可同步联合使用副作用较小的靶向治疗。

第八章

NPC诊疗展望

对我国而言，NPC有其“特殊性”，原因有三：①代表中国：中国发病率最高，在国际上有话语权。全球80%的NPC患者在我国，全世界NPC诊疗要看中国，来自中国的成果不断刷新国际指南。②反映放疗技术发展状况：NPC是放疗行业的“样板”，放疗技术水平怎么样，要看NPC治疗。③代表机构诊疗水平：一个医院（中心）或一个放疗机构的放射治疗水平集中体现在NPC诊疗效果上。

国际上NPC放疗始于20世纪20年代，我国最早对NPC放疗疗效进行报道的是张去病教授，在50年代采用镭疗和深部X线外照射，但5年生存率只有19.6%。随着放射治疗设备的进步，1983年张有望等报道了钴-60治疗511例NPC患者的疗效，5年生存率提高到54%。后来随着三维适形、调强放疗和化疗的联合，5年生存率进一步提高至85%以上。近年来，随着分子靶向和免疫治疗的应用，疗效有望进一步改善。

随着精准医学时代的到来，NPC诊疗最优化的需求越来越迫切，原因有三：①随着NPC患者生存期延长，对生活质量的要求日益提高。这要求临床决策不仅要考虑局控率和生存期，还要尽可能保护正常组织、减轻放射性损伤。要实现这一目标，必须做到治疗决策和实施方案的最优化，即以最小的损伤，获得最佳的局控。②近年来，放疗新技术层出不穷，化疗、分子靶向和免疫治疗联合模式多样化，有必要根据患者病情，选用最佳的治疗模式，增效、减毒是最优化的目标。③花最少的钱，取得最佳的疗效是当下精准医学时代的主流追求。所谓“临床最优化”，就是代价最小、疗效最好，包括三个方面：一是“求最大善果”，在若干非负性后果的备选医疗方案中，选择最大正值的医疗方案，疗效最佳、痛苦最小、危险最少、费用最低。二是“求最小恶果”，在损害不可避免时，把此种负性后果控制在最小范围和最低程度。三是“整体优化”，对疾病诊治要从活生生的病人出发，充分考虑致病的综合因素、治病的综合手段、影响的综合后果，力求诊治的整体优化。最优化是一个动态发展的概念，不同的医学发展水平，不同的社会历史背景，不同文化、价值认同的人，对医疗最优化的判断往往大相径庭。

1 精准分期、精确画像

首先要清楚辨识肿瘤，目前基于TNM分期系统可较好的指导临床治疗，但也存在不少问题：①不具唯一性，多个分期版本共存。②证据级别低，多数为回顾性文章和III/IV级证据。③涵盖信息不全面，仅有“T、N、M”信息，不包括体液（血、尿、唾液等）内ctDNA、CTC、Exsome及EB病毒复制等重要生物学信息。④不能指导精准治疗，未能精确映射不同患者的肿瘤生物学特性。我们认为，分期应该为肿瘤精准“画像”，理想的分期应该：①基于咽科学的精细解剖进展；②精准预后；③指导个体化诊疗；④操作可行、易行；⑤基于大数据的实践验证；⑥随技术的进步而保持更新。

2 靶区设计和勾画

靶区勾画是实现精准放疗的第一步，但当前行业内靶区勾画版本甚多，要勾画哪里、不勾画哪里，意见不统一。靶区勾画存在的问题：①缺乏统一的行业标准；②没有高级别循证医学证据的支持；③人工勾画费时；④勾画者个体差异大；⑤生物靶区识别精准度不够。我们的体会：①个体化靶区原则：靶区设计不仅依据肿瘤位置、体积、分期及分化程度，还要充分考虑到个体放疗敏感性的差异。②物理合理化原则：当病灶靠近高危器官，比如脑干等，在勾画靶区时要留出充分的PRV物理优化空间。③生物合理化原则：根据功能成像获得的信息，采用“剂量绘画”或“剂量雕刻”技术。④临床优化原则：功能器官向肿瘤组织让步，肿瘤要向高危器官让步。⑤整合医学原则：整合多组学技术、多模态影像、免疫及生物信息学技术，提高放疗精度和效价比。NPC靶区智能化勾画是解放临床医生时间和精力的可靠帮手，但不能解放脑力，人机结合的混合智能是终极目标。

3 复发NPC处理

有10%~20%的患者出现鼻咽或颈部的局部复发。除少数早期病例可以选择手术外，大多数局部复发NPC需接受再程放疗。严重放疗毒性是再程治疗失败的主要原因。如何选择合适的病例进行再程放疗是临床亟待解决的关键问题。应对策略：①建立模型，精准评分。有研究通过对558例局部复发NPC患者的生存预后进行分析，建立了一个量化模型，可以为病人进行评分，通过对5个独立预后因素的评分将患者分为低危组和高危组。②准确分组，精准治疗。低危人群：肿瘤可以得到较好控制，获得更好疗效，再程放疗副作用低，建议再程放疗。高危人群：疗效较不理想，再程放疗副作用较严重，需考虑联合化疗、靶向治疗或免疫治疗。我们的体会：没有最好的计划，只有“更合适”的计划！在正常组织“伤的起”的情况下，给肿瘤组织以最有效的打击。放疗剂量常常是对危险器官妥协的结果。

4 联合治疗模式的选择

放射治疗与化疗、分子靶向及免疫治疗，可以有多种组合方式，有新辅助方式、同步方式，还有辅助模式，有两两结合，也有三种结合等等。那么问题来了，何种联合模式是最佳的？IMRT时代Ⅱ期NPC还需要同步化疗吗？新辅助化疗和辅助化疗到底有没有意义？有哪些患者从分子靶向和免疫治疗中获益？有一些初步的结果回答这些问题，比如：①来自11个临床研究，2138例Ⅱ期NPC病人的荟萃分析提示，同步化疗未能使这部分患者获益。②508例Ⅲ-ⅣB期（不含T3-4N0）NPC患者，长期随访提示：辅助化疗未能使局部晚期NPC患者临床获益。③新辅助化疗对高危患者有意义，比如TPF和GP新辅助化疗可使患者3年生存率提高4%~8%。

回顾NPC诊疗发展的70年历程，在放疗技术上取得了突破性进展，局控率和长期生存大为改观，5年生存率已经超过90%，这也导致了再进一步提高的空间减小。放射物理技术近年来也进入一个平台期，短期内很难有大的突破。另外，经过精准放疗后的复发患者，不像传统的二维放疗患者复发，再程治疗的机会也显著减少。针对这一现状，我们认为NPC诊疗的下一个突破口在于“临床最优化”，其底层思维包括：①精准的肿瘤分期；②基于人工智能的靶区精准勾画；③复发NPC的量化模型和精准分组；④基于多模态组学和液态活检的个体化决策。

相关诊疗规范、指南和共识

表8-1

中国鼻咽癌分期2017版（2008鼻咽癌分期修订专家共识）	中国鼻咽癌临床分期工作委员会2017
NCCN鼻咽癌临床实践指南（2021.2）	美国，NCCN
鼻咽癌诊疗指南（2020）	中国临床肿瘤学会（CSCO）
临床治疗指南-耳鼻喉头颈外科分册	中华医学会2009
头颈肿瘤综合治疗专家共识	中国抗癌协会头颈肿瘤专业委员会，中国抗癌协会放射肿瘤专业委员会2010
中国鼻咽癌诊疗指南	中国抗癌协会鼻咽癌专业委员会2007
2010鼻咽癌调强放疗靶区及剂量设计指引专家共识	中国鼻咽癌临床分期工作委员会
2012 ESMO临床实践指南：鼻咽癌的诊断、治疗与随访	欧洲肿瘤内科学会（ESMO）

续表

鼻咽癌标志物临床应用专家共识	中国抗癌协会肿瘤标志专业委员会鼻咽癌标志物专家委员会 2019
2018鼻咽癌营养治疗专家共识	中国抗癌协会肿瘤营养与支持治疗专业委员会
复发鼻咽癌治疗专家共识	中国抗癌协会鼻咽癌专业委员会2018
转移性鼻咽癌治疗专家共识	中国抗癌协会鼻咽癌专业委员会2018
鼻咽癌复发、转移诊断专家共识	中国抗癌协会鼻咽癌专业委员会2018
鼻咽癌临床靶区勾画国际指南	国内外肿瘤相关专家小组2017
英国国家多学科指南：鼻咽癌	英国2016
美国放射学会适宜性标准：鼻咽癌	美国放射学会（ACR）2016
马来西亚临床实践指南：鼻咽癌的管理	马来西亚卫生部2016

参考文献

[1] CHEN Q Y，WEN Y F，GUO L，et al. Concurrent chemoradiotherapy vs radiotherapy alone in stage II nasopharyngeal carcinoma：phase III randomized trial [J]. J Natl Cancer Inst，2011，103（23）：1761-70.

[2] WU F，WANG R，LU H，et al. Concurrent chemoradiotherapy in locoregionally advanced nasopharyngeal carcinoma：treatment outcomes of a prospective，multicentric clinical study [J]. Radiotherapy and oncology：journal of the European Society for Therapeutic Radiology and Oncology，2014，112（1）：106-11.

[3] ZHANG Y，CHEN L，HU G Q，et al. Gemcitabine and Cisplatin Induction Chemotherapy in Nasopharyngeal Carcinoma [J]. N Engl J Med，2019，381（12）：1124-35.

[4] RIBASSIN-MAJED L，MARGUET S，LEE A W M，et al. What Is the Best Treatment of Locally Advanced Nasopharyngeal Carcinoma? An Individual Patient Data Network Meta-Analysis [J]. Journal of clinical oncology：official journal of the American Society of Clinical Oncology，2017，35（5）：498-505.

[5] SUN Y，LI W F，CHEN N Y，et al. Induction chemotherapy plus concurrent chemoradiotherapy versus concurrent chemoradiotherapy alone in locoregionally advanced nasopharyngeal carcinoma：a phase 3，multicentre，randomised controlled trial [J]. Lancet Oncol，2016，17（11）：1509-20.

[6] WANG F，JIANG C，YE Z，et al. Efficacy and Safety of Nimotuzumab Plus Radiotherapy With or Without Cisplatin-Based Chemotherapy in an Elderly Patient Subgroup（Aged 60 and Older）With Nasopharyngeal Carcinoma [J]. Translational oncology，2018，11（2）：338-45.

[7] KANG M, WANG F, LIAO X, et al. Intensity-modulated radiotherapy combined with endostar has similar efficacy but weaker acute adverse reactions than IMRT combined with chemotherapy in the treatment of locally advanced nasopharyngeal carcinoma [J]. Medicine (Baltimore), 2018, 97 (25): e11118.
[8] 许森奎，姚文燕，胡江，等. 鼻咽癌发泡胶个体化塑形与标准化头枕放疗体位固定精确度比较 [J]. 中华放射肿瘤学杂志，2015，24（02）：196-9.
[9] LIANG S B, SUN Y, LIU L Z, et al. Extension of local disease in nasopharyngeal carcinoma detected by magnetic resonance imaging: improvement of clinical target volume delineation [J]. Int J Radiat Oncol Biol Phys, 2009, 75 (3): 742-50.
[10] LIN L, LU Y, WANG X J, et al. Delineation of Neck Clinical Target Volume Specific to Nasopharyngeal Carcinoma Based on Lymph Node Distribution and the International Consensus Guidelines [J]. Int J Radiat Oncol Biol Phys, 2018, 100 (4): 891-902.
[11] LEE A W, NG W T, PAN J J, et al. International guideline for the delineation of the clinical target volumes (CTV) for nasopharyngeal carcinoma [J]. Radiotherapy and oncology: journal of the European Society for Therapeutic Radiology and Oncology, 2018, 126 (1): 25-36.
[12] YANG H, CHEN X, LIN S, et al. Treatment outcomes after reduction of the target volume of intensity-modulated radiotherapy following induction chemotherapy in patients with locoregionally advanced nasopharyngeal carcinoma: A prospective, multi-center, randomized clinical trial [J]. Radiotherapy and oncology: journal of the European Society for Therapeutic Radiology and Oncology, 2018, 126 (1): 37-42.
[13] LEE A W, NG W T, PAN J J, et al. International Guideline on Dose Prioritization and Acceptance Criteria in Radiation

Therapy Planning for Nasopharyngeal Carcinoma [J]. Int J Radiat Oncol Biol Phys, 2019, 105 (3): 567-80.

[14] SUN Y, YU X L, LUO W, et al. Recommendation for a contouring method and atlas of organs at risk in nasopharyngeal carcinoma patients receiving intensity-modulated radiotherapy [J]. Radiotherapy and oncology: journal of the European Society for Therapeutic Radiology and Oncology, 2014, 110 (3): 390-7.

[15] CHUA D T, WU S X, LEE V, et al. Comparison of single versus fractionated dose of stereotactic radiotherapy for salvaging local failures of nasopharyngeal carcinoma: a matched-cohort analysis [J]. Head & neck oncology, 2009, 1: 13.

[16] WU S X, CHUA D T, DENG M L, et al. Outcome of fractionated stereotactic radiotherapy for 90 patients with locally persistent and recurrent nasopharyngeal carcinoma [J]. Int J Radiat Oncol Biol Phys, 2007, 69 (3): 761-9.

[17] AHN Y C, LEE K C, KIM D Y, et al. Fractionated stereotactic radiation therapy for extracranial head and neck tumors [J]. Int J Radiat Oncol Biol Phys, 2000, 48 (2): 501-5.

[18] ORECCHIA R, REDDA M G, RAGONA R, et al. Results of hypofractionated stereotactic re-irradiation on 13 locally recurrent nasopharyngeal carcinomas [J]. Radiotherapy and oncology: journal of the European Society for Therapeutic Radiology and Oncology, 1999, 53 (1): 23-8.

[19] LEE A W, FOO W, LAW S C, et al. Reirradiation for recurrent nasopharyngeal carcinoma: factors affecting the therapeutic ratio and ways for improvement [J]. Int J Radiat Oncol Biol Phys, 1997, 38 (1): 43-52.

[20] TIAN Y M, ZHAO C, GUO Y, et al. Effect of total dose and fraction size on survival of patients with locally recurrent nasopharyngeal carcinoma treated with intensity-modulated radio-

therapy: a phase 2, single-center, randomized controlled trial [J]. Cancer, 2014, 120 (22): 3502-9.

[21] LEE V H, KWONG D L, LEUNG T W, et al. Hyperfractionation compared to standard fractionation in intensity-modulated radiation therapy for patients with locally advanced recurrent nasopharyngeal carcinoma [J]. European archives of oto-rhino-laryngology: official journal of the European Federation of Oto-Rhino-Laryngological Societies (EUFOS): affiliated with the German Society for Oto-Rhino-Laryngology - Head and Neck Surgery, 2017, 274 (2): 1067-78.

[22] KONG L, WANG L, SHEN C, et al. Salvage Intensity-Modulated Radiation Therapy (IMRT) for Locally Recurrent Nasopharyngeal Cancer after Definitive IMRT: A Novel Scenario of the Modern Era [J]. Scientific reports, 2016, 6: 32883.

[23] RUSTHOVEN C G, LANNING R M, JONES B L, et al. Metastatic nasopharyngeal carcinoma: Patterns of care and survival for patients receiving chemotherapy with and without local radiotherapy [J]. Radiotherapy and oncology: journal of the European Society for Therapeutic Radiology and Oncology, 2017, 124 (1): 139-46.

[24] HU J, KONG L, GAO J, et al. Use of Radiation Therapy in Metastatic Nasopharyngeal Cancer Improves Survival: A SEER Analysis [J]. Scientific reports, 2017, 7 (1): 721.

[25] 田允铭，韩非，曾雷，等.寡转移状态下初治鼻咽癌的预后及治疗模式探讨 [J]. 中华放射肿瘤学杂志，2016，25 (11): 1156-60.

[26] HU S X, HE X H, DONG M, et al. Systemic chemotherapy followed by locoregional definitive intensity-modulated radiation therapy yields prolonged survival in nasopharyngeal carcinoma patients with distant metastasis at initial diagnosis [J]. Medical oncology (Northwood, London, England), 2015,

32（9）：224.

[27] TIAN Y H，ZOU W H，XIAO W W，et al. Oligometastases in AJCC stage IVc nasopharyngeal carcinoma：A subset with better overall survival [J]. Head & neck，2016，38（8）：1152-7.

[28] CHEN M Y，JIANG R，GUO L，et al. Locoregional radiotherapy in patients with distant metastases of nasopharyngeal carcinoma at diagnosis [J]. Chinese journal of cancer，2013，32（11）：604-13.

[29] LIN S，THAM I W，PAN J，et al. Combined high-dose radiation therapy and systemic chemotherapy improves survival in patients with newly diagnosed metastatic nasopharyngeal cancer [J]. Am J Clin Oncol，2012，35（5）：474-9.

[30] MA J，WEN Z S，LIN P，et al. The results and prognosis of different treatment modalities for solitary metastatic lung tumor from nasopharyngeal carcinoma：a retrospective study of 105 cases [J]. Chinese journal of cancer，2010，29（9）：787-95.

[31] LU T，GUO Q，CUI X，et al. Prognostic Evaluation of Nasopharyngeal Carcinoma with Bone-Only Metastasis after Therapy [J]. Yonsei medical journal，2016，57（4）：840-5.

[32] ZHENG W，ZONG J，HUANG C，et al. Multimodality Treatment May Improve the Survival Rate of Patients with Metastatic Nasopharyngeal Carcinoma with Good Performance Status [J]. PLoS One，2016，11（1）：e0146771.

[33] MALYAPA R，LOWE M，BOLSI A，et al. Evaluation of Robustness to Setup and Range Uncertainties for Head and Neck Patients Treated With Pencil Beam Scanning Proton Therapy [J]. Int J Radiat Oncol Biol Phys，2016，95（1）：154-62.

[34] WIDESOTT L，PIERELLI A，FIORINO C，et al. Intensity-modulated proton therapy versus helical tomotherapy in nasopharynx cancer：planning comparison and NTCP evaluation

[J]. Int J Radiat Oncol Biol Phys, 2008, 72 (2): 589-96.

[35] LEWIS G D, HOLLIDAY E B, KOCAK-UZEL E, et al. Intensity-modulated proton therapy for nasopharyngeal carcinoma: Decreased radiation dose to normal structures and encouraging clinical outcomes [J]. Head & neck, 2016, 38 Suppl 1 (E1886-95.

[36] JAKOBI A, BANDURSKA-LUQUE A, STüTZER K, et al. Identification of Patient Benefit From Proton Therapy for Advanced Head and Neck Cancer Patients Based on Individual and Subgroup Normal Tissue Complication Probability Analysis [J]. Int J Radiat Oncol Biol Phys, 2015, 92 (5): 1165-74.

[37] IWATA H, TOSHITO T, HAYASHI K, et al. Proton therapy for non-squamous cell carcinoma of the head and neck: planning comparison and toxicity [J]. Journal of radiation research, 2019, 60 (5): 612-21.

[38] JIŘí K, VLADIMíR V, MICHAL A, et al. Proton pencil-beam scanning radiotherapy in the treatment of nasopharyngeal cancer: dosimetric parameters and 2-year results [J]. European archives of oto-rhino-laryngology: official journal of the European Federation of Oto-Rhino-Laryngological Societies (EUFOS): affiliated with the German Society for Oto-Rhino-Laryngology - Head and Neck Surgery, 2021, 278 (3): 763-9.

[39] WILLIAMS V M, PARVATHANENI U, LARAMORE G E, et al. Intensity - Modulated Proton Therapy for Nasopharynx Cancer: 2-year Outcomes from a Single Institution [J]. International journal of particle therapy, 2021, 8 (2): 28-40.

[40] HU J, BAO C, GAO J, et al. Salvage treatment using carbon ion radiation in patients with locoregionally recurrent nasopharyngeal carcinoma: Initial results [J]. Cancer, 2018, 124

(11): 2427-37.
[41] HU J, HUANG Q, GAO J, et al. Clinical outcomes of carbon-ion radiotherapy for patients with locoregionally recurrent nasopharyngeal carcinoma [J]. Cancer, 2020, 126 (23): 5173-83.
[42] WANG S, LI S, SHEN L. Combined chemoradiation vs radiation therapy alone in stage-II nasopharyngeal carcinoma: A meta-analysis of the published literature [J]. Current problems in cancer, 2018, 42 (3): 302-18.
[43] LIU F, JIN T, LIU L, et al. The role of concurrent chemotherapy for stage II nasopharyngeal carcinoma in the intensity-modulated radiotherapy era: A systematic review and meta-analysis [J]. PLoS One, 2018, 13 (3): e0194733.
[44] XU C, ZHANG L H, CHEN Y P, et al. Chemoradiotherapy Versus Radiotherapy Alone in Stage II Nasopharyngeal Carcinoma: A Systemic Review and Meta-analysis of 2138 Patients [J]. Journal of Cancer, 2017, 8 (2): 287-97.
[45] HUANG X, CHEN X, ZHAO C, et al. Adding Concurrent Chemotherapy to Intensity-Modulated Radiotherapy Does Not Improve Treatment Outcomes for Stage II Nasopharyngeal Carcinoma: A Phase 2 Multicenter Clinical Trial [J]. Frontiers in oncology, 2020, 10: 1314.
[46] FENG M, WANG W, FAN Z, et al. Tumor volume is an independent prognostic indicator of local control in nasopharyngeal carcinoma patients treated with intensity-modulated radiotherapy [J]. Radiat Oncol, 2013, 8: 208.
[47] LEE V H, KWONG D L, LEUNG T W, et al. The addition of pretreatment plasma Epstein-Barr virus DNA into the eighth edition of nasopharyngeal cancer TNM stage classification [J]. International journal of cancer, 2019, 144 (7): 1713-22.
[48] BLANCHARD P, LEE A, MARGUET S, et al. Chemothera-

py and radiotherapy in nasopharyngeal carcinoma: an update of the MAC-NPC meta-analysis [J]. Lancet Oncol, 2015, 16 (6): 645-55.

[49] HUI E P, MA B B, LEUNG S F, et al. Randomized phase II trial of concurrent cisplatin-radiotherapy with or without neoadjuvant docetaxel and cisplatin in advanced nasopharyngeal carcinoma [J]. Journal of clinical oncology: official journal of the American Society of Clinical Oncology, 2009, 27 (2): 242-9.

[50] LI W F, CHEN N Y, ZHANG N, et al. Concurrent chemoradiotherapy with/without induction chemotherapy in locoregionally advanced nasopharyngeal carcinoma: Long-term results of phase 3 randomized controlled trial [J]. International journal of cancer, 2019, 145 (1): 295-305.

[51] CAO S M, YANG Q, GUO L, et al. Neoadjuvant chemotherapy followed by concurrent chemoradiotherapy versus concurrent chemoradiotherapy alone in locoregionally advanced nasopharyngeal carcinoma: A phase III multicentre randomised controlled trial [J]. Eur J Cancer, 2017, 75: 14-23.

[52] YANG Q, CAO S M, GUO L, et al. Induction chemotherapy followed by concurrent chemoradiotherapy versus concurrent chemoradiotherapy alone in locoregionally advanced nasopharyngeal carcinoma: long-term results of a phase III multicentre randomised controlled trial [J]. Eur J Cancer, 2019, 119: 87-96.

[53] CHEN Y P, TANG L L, YANG Q, et al. Induction Chemotherapy plus Concurrent Chemoradiotherapy in Endemic Nasopharyngeal Carcinoma: Individual Patient Data Pooled Analysis of Four Randomized Trials [J]. Clin Cancer Res, 2018, 24 (8): 1824-33.

[54] LEE J Y, SUN J M, OH D R, et al. Comparison of weekly

versus triweekly cisplatin delivered concurrently with radiation therapy in patients with locally advanced nasopharyngeal cancer: A multicenter randomized phase II trial (KCSG-HN10-02) [J]. Radiotherapy and oncology: journal of the European Society for Therapeutic Radiology and Oncology, 2016, 118 (2): 244-50.

[55] LIANG HX, WEI-XIONG& LV, XING & SUN, et al. Concurrent chemoradiotherapy with 3-weekly versus weekly cisplatin in patients with locoregionally advanced nasopharyngeal carcinoma: A phase 3 multicentre randomised controlled trial (ChiCTR-TRC-12001979) [J]. Journal of Clinical Oncology, 2017, 35: 6006.

[56] CHEN Y P, LIU X, ZHOU Q, et al. Metronomic capecitabine as adjuvant therapy in locoregionally advanced nasopharyngeal carcinoma: a multicentre, open-label, parallel-group, randomised, controlled, phase 3 trial [J]. Lancet (London, England), 2021, 398 (10297): 303-13.

[57] MAI H Q, CHEN Q Y, CHEN D, et al. Toripalimab or placebo plus chemotherapy as first-line treatment in advanced nasopharyngeal carcinoma: a multicenter randomized phase 3 trial [J]. Nature medicine, 2021, 27 (9): 1536-43.

[58] YANG Y, QU S, LI J, et al. Camrelizumab versus placebo in combination with gemcitabine and cisplatin as first-line treatment for recurrent or metastatic nasopharyngeal carcinoma (CAPTAIN-1st): a multicentre, randomised, double-blind, phase 3 trial [J]. Lancet Oncol, 2021, 22 (8): 1162-74.

[59] ZHANG L, HUANG Y, HONG S, et al. Gemcitabine plus cisplatin versus fluorouracil plus cisplatin in recurrent or metastatic nasopharyngeal carcinoma: a multicentre, randomised, open-label, phase 3 trial [J]. Lancet (London, England),

2016，388（10054）：1883-92.

[60] LEE V，KWONG D，LEUNG T W，et al. Palliative systemic therapy for recurrent or metastatic nasopharyngeal carcinoma – How far have we achieved? [J]. Critical reviews in oncology/hematology，2017，114：13-23.

[61] LV J W，LI J Y，LUO L N，et al. Comparative safety and efficacy of anti-PD-1 monotherapy，chemotherapy alone，and their combination therapy in advanced nasopharyngeal carcinoma：findings from recent advances in landmark trials [J]. Journal for immunotherapy of cancer，2019，7（1）：159.

[62] KE L R，XIA W X，QIU W Z，et al. Safety and efficacy of lobaplatin combined with 5-fluorouracil as first-line induction chemotherapy followed by lobaplatin-radiotherapy in locally advanced nasopharyngeal carcinoma：preliminary results of a prospective phase II trial [J]. BMC cancer，2017，17（1）：134.

[63] LV X，CAO X，XIA W X，et al. Induction chemotherapy with lobaplatin and fluorouracil versus cisplatin and fluorouracil followed by chemoradiotherapy in patients with stage III-IVB nasopharyngeal carcinoma：an open-label，non-inferiority，randomised，controlled，phase 3 trial [J]. Lancet Oncol，2021，22（5）：716-26.

[64] LONG G X，LIN J W，LIU D B，et al. Single-arm，multicentre phase II study of lobaplatin combined with docetaxel for recurrent and metastatic nasopharyngeal carcinoma patients [J]. Oral oncology，2014，50（8）：717-20.

[65] UEDA Y，ENOKIDA T，OKANO S，et al. Combination Treatment With Paclitaxel，Carboplatin，and Cetuximab（PCE）as First-Line Treatment in Patients With Recurrent and/or Metastatic Nasopharyngeal Carcinoma [J]. Frontiers in oncology，2020，10：571304.

[66] YOU R, HUA Y J, LIU Y P, et al. Concurrent Chemoradiotherapy with or without Anti-EGFR-Targeted Treatment for Stage II-IVb Nasopharyngeal Carcinoma: Retrospective Analysis with a Large Cohort and Long Follow-up [J]. Theranostics, 2017, 7 (8): 2314-24.
[67] LV J W, QI Z Y, ZHOU G Q, et al. Optimal cumulative cisplatin dose in nasopharyngeal carcinoma patients receiving additional induction chemotherapy [J]. Cancer science, 2018, 109 (3): 751-63.
[68] CHAN A T, HSU M M, GOH B C, et al. Multicenter, phase II study of cetuximab in combination with carboplatin in patients with recurrent or metastatic nasopharyngeal carcinoma [J]. Journal of clinical oncology: official journal of the American Society of Clinical Oncology, 2005, 23 (15): 3568-76.
[69] ZHAO C, MIAO J, SHEN G, et al. Anti-epidermal growth factor receptor (EGFR) monoclonal antibody combined with cisplatin and 5-fluorouracil in patients with metastatic nasopharyngeal carcinoma after radical radiotherapy: a multicentre, open-label, phase II clinical trial [J]. Ann Oncol, 2019, 30 (4): 637-43.
[70] LEE N Y, ZHANG Q, PFISTER D G, et al. Addition of bevacizumab to standard chemoradiation for locoregionally advanced nasopharyngeal carcinoma (RTOG 0615): a phase 2 multi-institutional trial [J]. Lancet Oncol, 2012, 13 (2): 172-80.
[71] LI Y, TIAN Y, JIN F, et al. A phase II multicenter randomized controlled trial to compare standard chemoradiation with or without recombinant human endostatin injection (Endostar) therapy for the treatment of locally advanced nasopharyngeal carcinoma: Long-term outcomes update [J]. Current problems in cancer, 2020, 44 (1): 100492.

[72] MA B B Y, LIM W T, GOH B C, et al. Antitumor Activity of Nivolumab in Recurrent and Metastatic Nasopharyngeal Carcinoma: An International, Multicenter Study of the Mayo Clinic Phase 2 Consortium (NCI-9742) [J]. Journal of clinical oncology: official journal of the American Society of Clinical Oncology, 2018, 36 (14): 1412-8.

[73] HSU C, LEE S H, EJADI S, et al. Safety and Antitumor Activity of Pembrolizumab in Patients With Programmed Death-Ligand 1-Positive Nasopharyngeal Carcinoma: Results of the KEYNOTE-028 Study [J]. Journal of clinical oncology: official journal of the American Society of Clinical Oncology, 2017, 35 (36): 4050-6.

[74] FANG W, YANG Y, MA Y, et al. Camrelizumab (SHR-1210) alone or in combination with gemcitabine plus cisplatin for nasopharyngeal carcinoma: results from two single-arm, phase 1 trials [J]. Lancet Oncol, 2018, 19 (10): 1338-50.

[75] WANG F H, WEI X L, FENG J, et al. Efficacy, Safety, and Correlative Biomarkers of Toripalimab in Previously Treated Recurrent or Metastatic Nasopharyngeal Carcinoma: A Phase II Clinical Trial (POLARIS-02) [J]. Journal of clinical oncology: official journal of the American Society of Clinical Oncology, 2021, 39 (7): 704-12.

[76] YOU R, ZOU X, HUA Y J, et al. Salvage endoscopic nasopharyngectomy is superior to intensity-modulated radiation therapy for local recurrence of selected T1-T3 nasopharyngeal carcinoma - A case-matched comparison [J]. Radiotherapy and oncology: journal of the European Society for Therapeutic Radiology and Oncology, 2015, 115 (3): 399-406.

[77] LIU Y P, WEN Y H, TANG J, et al. Endoscopic surgery compared with intensity-modulated radiotherapy in resectable locally recurrent nasopharyngeal carcinoma: a multicentre,

open-label, randomised, controlled, phase 3 trial [J]. Lancet Oncol, 2021, 22 (3): 381-90.

[78] LIU Y P, LI H, YOU R, et al. Surgery for isolated regional failure in nasopharyngeal carcinoma after radiation: Selective or comprehensive neck dissection [J]. The Laryngoscope, 2019, 129 (2): 387-95.

[79] ZHANG L, ZHU Y X, WANG Y, et al. Salvage surgery for neck residue or recurrence of nasopharyngeal carcinoma: a 10-year experience [J]. Ann Surg Oncol, 2011, 18 (1): 233-8.

[80] DING X, LIN Q G, ZOU X, et al. Transoral Robotic Retropharyngeal Lymph Node Dissection in Nasopharyngeal Carcinoma With Retropharyngeal Lymph Node Recurrence [J]. The Laryngoscope, 131 (6): E1895-e902.

[81] LIU Y P, WANG S L, ZOU X, et al. Transcervical endoscopic retropharyngeal lymph node (RPLN) dissection in nasopharyngeal carcinoma with RPLN recurrence [J]. Head & neck, 2021, 43 (1): 98-107.

[82] HUA Y J, CHEN M Y, QIAN C N, et al. Postradiation nasopharyngeal necrosis in the patients with nasopharyngeal carcinoma [J]. Head & neck, 2009, 31 (6): 807-12.

[83] YANG K, AHN Y C, NAM H, et al. Clinical features of post-radiation nasopharyngeal necrosis and their outcomes following surgical intervention in nasopharyngeal cancer patients [J]. Oral oncology, 2021, 114: 105180.

[84] ZOU X, WANG S L, LIU Y P, et al. A curative-intent endoscopic surgery for postradiation nasopharyngeal necrosis in patients with nasopharyngeal carcinoma [J]. Cancer communications (London, England), 2018, 38 (1): 74.

[85] RYU G, SO Y K, SEO M Y, et al. Using the nasoseptal flap for reconstruction after endoscopic debridement of radionecro-

sis in nasopharyngeal carcinoma [J]. American journal of rhinology & allergy，2018，32（1）：61-5.

[86] GORPHE P， STEIN H， MOYA-PLANA A. Cervical-transoral robotic nasopharyngectomy： A preclinical study [J]. Head & neck，2020，42（3）：394-400.

[87] PETERSON D E， BOERS-DOETS C B， BENSADOUN R J， et al. Management of oral and gastrointestinal mucosal injury：ESMO Clinical Practice Guidelines for diagnosis， treatment， and follow-up [J]. Ann Oncol，2015，26 Suppl 5（v139-51.

[88] PETERSON D E， BENSADOUN R J， ROILA F. Management of oral and gastrointestinal mucositis：ESMO Clinical Practice Guidelines [J]. Ann Oncol， 2011， 22 Suppl 6 （Suppl 6）： vi78-84.

[89] MALLICK S， BENSON R， RATH G K. Radiation induced oral mucositis：a review of current literature on prevention and management [J]. European archives of oto-rhino-laryngology：official journal of the European Federation of Oto-Rhino-Laryngological Societies （EUFOS）： affiliated with the German Society for Oto-Rhino-Laryngology - Head and Neck Surgery，2016，273（9）：2285-93.

[90] PS S K， BALAN A， SANKAR A， et al. Radiation induced oral mucositis[J]. Indian J Palliat Care，2009，15（2）：95-102.

[91] BASSO F G， PANSANI T N， SOARES D G， et al. Biomodulation of Inflammatory Cytokines Related to Oral Mucositis by Low-Level Laser Therapy [J]. Photochemistry and photobiology，2015，91（4）：952-6.

[92] 唐邵华，阴骏，翁成荫，等. 口腔溃疡防护剂用于防治鼻咽癌调强放疗中放射性口腔黏膜反应的临床研究 [J]. 中国临床医生杂志，2018，46（05）：593-6.

[93] 黄光，李昭君，孔繁忠，等. 口腔溃疡防护剂在防治鼻咽

癌放射性口腔黏膜炎及对血清炎性因子影响的临床研究 [J]. 中华放射肿瘤学杂志，2018，27（04）：360-4.

[94] 李素艳，高黎，殷蔚伯，等. 金因肽对急性放射性黏膜炎及皮炎的作用 [J]. 中华放射肿瘤学杂志，2002，01）：36-8.

[95] NICOLATOU-GALITIS O，SARRI T，BOWEN J，et al. Systematic review of amifostine for the management of oral mucositis in cancer patients [J]. Support Care Cancer，2013，21（1）：357-64.

[96] TSUJIMOTO T，YAMAMOTO Y，WASA M，et al. L-glutamine decreases the severity of mucositis induced by chemoradiotherapy in patients with locally advanced head and neck cancer：a double-blind，randomized，placebo-controlled trial [J]. Oncology reports，2015，33（1）：33-9.

[97] KAZEMIAN A，KAMIAN S，AGHILI M，et al. Benzydamine for prophylaxis of radiation-induced oral mucositis in head and neck cancers：a double-blind placebo-controlled randomized clinical trial [J]. European journal of cancer care，2009，18（2）：174-8.

[98] MCGUIRE D B，FULTON J S，PARK J，et al. Systematic review of basic oral care for the management of oral mucositis in cancer patients [J]. Support Care Cancer，2013，21（11）：3165-77.

[99] ZHENG B，ZHU X，LIU M，et al. Randomized，Double-Blind，Placebo-Controlled Trial of Shuanghua Baihe Tablets to Prevent Oral Mucositis in Patients With Nasopharyngeal Cancer Undergoing Chemoradiation Therapy [J]. Int J Radiat Oncol Biol Phys，2018，100（2）：418-26.

[100] KONG M，HWANG D S，YOON S W，et al. The effect of clove-based herbal mouthwash on radiation-induced oral mucositis in patients with head and neck cancer：a single-blind

randomized preliminary study [J]. OncoTargets and therapy, 2016, 9: 4533-8.

[101] LUO Y, FENG M, FAN Z, et al. Effect of Kangfuxin Solution on Chemo/Radiotherapy-Induced Mucositis in Nasopharyngeal Carcinoma Patients: A Multicenter, Prospective Randomized Phase III Clinical Study [J]. Evidence-based complementary and alternative medicine: eCAM, 2016, 2016: 1-7.

[102] NISHII M, SOUTOME S, KAWAKITA A, et al. Factors associated with severe oral mucositis and candidiasis in patients undergoing radiotherapy for oral and oropharyngeal carcinomas: a retrospective multicenter study of 326 patients [J]. Support Care Cancer, 2020, 28 (3): 1069-75.

[103] ZHANG T, LIU C, MA S, et al. Protective Effect and Mechanism of Action of Rosmarinic Acid on Radiation-Induced Parotid Gland Injury in Rats [J]. Dose-response: a publication of International Hormesis Society, 2020, 18 (1): 1559325820907782.

[104] WANG S Z, LI J, MIYAMOTO C T, et al. A study of middle ear function in the treatment of nasopharyngeal carcinoma with IMRT technique [J]. Radiotherapy and oncology: journal of the European Society for Therapeutic Radiology and Oncology, 2009, 93 (3): 530-3.

[105] SU S F, HUANG S M, HAN F, et al. Analysis of dosimetric factors associated with temporal lobe necrosis (TLN) in patients with nasopharyngeal carcinoma (NPC) after intensity modulated radiotherapy [J]. Radiat Oncol, 2013, 8: 17.

[106] WANG X S, YING H M, HE X Y, et al. Treatment of cerebral radiation necrosis with nerve growth factor: A prospective, randomized, controlled phase II study [J]. Radiotherapy and oncology: journal of the European Society for Therapeutic Radiology and Oncology: journal of the European Society for Thera-

peutic Radiology and Oncology, 2016, 120（1）: 69-75.

[107] GONZALEZ J, KUMAR A J, CONRAD C A, et al. Effect of bevacizumab on radiation necrosis of the brain [J]. International Journal of Radiation Oncology Biology Physics, 2007, 67（2）: 323-326.

[108] WONG E T, HUBERMAN M, LU X Q, et al. Bevacizumab reverses cerebral radiation necrosis [J]. Journal of clinical oncology: official journal of the American Society of Clinical Oncology, 2008, 26（34）: 5649-50.

[109] LIU P, NIU X, OU D, et al. Dynamic Changes in Cognitive Function in Patients With Radiation-Induced Temporal Lobe Necrosis After IMRT for Nasopharyngeal Cancer [J]. Frontiers in oncology, 2020, 10: 450.

[110] 马军，秦叔逵，候明，等.重组人白介素-11治疗血小板减少症临床应用中国专家共识（2018年版）[J].临床肿瘤学杂志，2018，23（03）：260-6.

[111] PFIZERINC. NEUMEGA Instrument [EB/OL] [J]. 2012.

[112] 陈志刚，钱晓萍，刘宝瑞.肿瘤化疗药物剂量的个体化滴定 [J].肿瘤，2008，11）：1012-4.

[113] OUN R, MOUSSA Y E, WHEATE N J. The side effects of platinum-based chemotherapy drugs: a review for chemists [J]. Dalton transactions（Cambridge, England: 2003）, 2018, 47（19）: 6645-53.

[114] BRAHMER J R, LACCHETTI C, SCHNEIDER B J, et al. Management of Immune-Related Adverse Events in Patients Treated With Immune Checkpoint Inhibitor Therapy: American Society of Clinical Oncology Clinical Practice Guideline [J]. Journal of clinical oncology: official journal of the American Society of Clinical Oncology, 2018, 36（17）: 1714-68.

[115] POSTOW M A, SIDLOW R, HELLMANN M. Immune-Re-

lated Adverse Events Associated with Immune Checkpoint Blockade [J]. New England Journal of Medicine, 2018, 378 (2): 158-68.

[116] MARTINS F, SOFIYA L, SYKIOTIS G P, et al. Adverse effects of immune-checkpoint inhibitors: epidemiology, management and surveillance [J]. Nat Rev Clin Oncol, 2019, 16 (9): 563-80.

[117] RAMOS-CASALS M, BRAHMER J R, CALLAHAN M K, et al. Immune-related adverse events of checkpoint inhibitors [J]. Nature reviews Disease primers, 2020, 6 (1): 38.

[118] CHUZI S, TAVORA F, CRUZ M, et al. Clinical features, diagnostic challenges, and management strategies in checkpoint inhibitor-related pneumonitis [J]. Cancer management and research, 2017, 9: 207-13.

[119] 张弦.八珍汤治疗恶性肿瘤放、化疗后骨髓抑制30例临床观察 [J]. 湖南中医杂志，2013，29（04）：51-3.

[120] 李秋梅，杨洪斌.地榆升白片预防鼻咽癌放化疗所致外周血白细胞减少的效果观察 [J]. 山东医药，2012，52（11）：63-4.

[121] 武新虎，蒋璐，邓芸，等.芪胶升白胶囊对预防鼻咽癌患者同步放化疗后骨髓抑制疗效观察 [J]. 实用肿瘤杂志，2013，28（02）：203-6.

[122] 郝琦，阿达来提·麻合苏提.玉女煎治疗急性放射性口腔黏膜炎及口干症临床疗效观察 [J]. 四川中医，2016，34（12）：166-8.

[123] 白洪芳，江庆华，曾万琴，等.康复新液预防与治疗鼻咽癌放疗所致口腔黏膜炎的效果观察 [J]. 肿瘤预防与治疗，2017，30（01）：43-8.

[124] 何钰卿.冷冻芦荟漱口液防治鼻咽癌放疗患者口腔黏膜炎的效果研究 [J]. 全科口腔医学电子杂志，2018，5（28）：47-8.

[125] 龚芸，张丽，冯泽会，等. 口炎清颗粒防治鼻咽癌患者放射性口腔炎的疗效观察 [J]. 华西口腔医学杂志，2016，34（01）：37-40.
[126] 林冰，郎锦义，张鹏. 放化疗全程配合不同中药组方治疗鼻咽癌的临床观察 [J]. 四川中医，2014，32（09）：71-3.
[127] 王海明，杨明会. 蓝芩口服液治疗放射性咽喉炎148例临床观察 [J]. 临床军医杂志，2007，06）：828-9.
[128] 徐宁. 西瓜霜润喉片治疗放射性咽喉炎60例 [J]. 中华放射医学与防护杂志，2002，04）：36.
[129] 何迎盈. 康复新液联合维生素C治疗中重度放射性咽喉炎的临床效果观察 [J]. 医学理论与实践，2015，28（08）：1071-2.
[130] 赵瑞莲，沈红梅，张明，等. 复方溃疡油对放射性皮肤炎患者血液细胞因子的影响 [J]. 中国实验方剂学杂志，2016，22（09）：153-7.
[131] 彭瑞娟，李冬梅，黄石群，等. 紫草液喷雾剂联合护理干预在降低Ⅲ度及以上放射性皮炎中的应用研究 [J]. 临床医药文献电子杂志，2016，3（15）：3074-5.
[132] 袁红娟. 高山茶油在放疗患者皮肤反应中的护理应用 [J]. 吉林医学，2012，33（12）：2684-5.
[133] 徐彦，赵致臻，杨巍娜，等. 三黄膏调合蜂蜜对放疗患者放射性皮肤损伤的防治效果观察 [J]. 中国药房，2013，24（31）：2957-8.
[134] 冯志平，宋元华，邓智勇，等. 康复新液治疗鼻咽癌患者放射性皮炎的临床观察 [J]. 中国药房，2018，29（10）：1392-5.
[135] 尉瑞，袁艳红，陈璐璐，等. 龙胆泻肝汤对分泌性中耳炎血清炎性因子、相关蛋白及免疫功能的影响 [J]. 中国实验方剂学杂志，2019，25（08）：14-9.
[136] 邹苑斌，黄健男，程景炜，等. 龙胆泻肝丸干预防治放射性分泌性中耳炎的临床研究 [J]. 中国医疗前沿，2012，7

（19）：49-51.
[137] 林子升，孙旭骞，刘晓华. 针刺蝶腭神经节治疗分泌性中耳炎疗效观察 [J]. 上海针灸杂志，2014，33（01）：47-9.
[138] 尹正录，孟兆祥，林舜艳，等. 康复训练联合针刺对鼻咽癌放射性损伤后张口困难及生活质量的影响 [J]. 中华物理医学与康复杂志，2012，08）：618-20.
[139] FERREIRA A P，COSTA D R，OLIVEIRA A I，et al. Short-term transcutaneous electrical nerve stimulation reduces pain and improves the masticatory muscle activity in temporomandibular disorder patients：a randomized controlled trial [J]. Journal of applied oral science：revista FOB，2017，25（2）：112-20.
[140] 李和根，吴万垠. 中医内科学・肿瘤分册[M]. 人民卫生出版社，2020.
[141] 樊代明. 整合肿瘤学・临床卷[M]. 北京：科学出版社，2021.
[142] 樊代明. 整合肿瘤学・基础卷[M]. 西安：世界图书出版西安有限公司，2021.